Gaurav Katheriya
Akhilanand Chaurasia

Seminários em Radiologia Oral

Gaurav Katheriya
Akhilanand Chaurasia

Seminários em Radiologia Oral

ScienciaScripts

Imprint
Any brand names and product names mentioned in this book are subject to trademark, brand or patent protection and are trademarks or registered trademarks of their respective holders. The use of brand names, product names, common names, trade names, product descriptions etc. even without a particular marking in this work is in no way to be construed to mean that such names may be regarded as unrestricted in respect of trademark and brand protection legislation and could thus be used by anyone.

Cover image: www.ingimage.com

This book is a translation from the original published under ISBN 978-3-659-91944-2.

Publisher:
Sciencia Scripts
is a trademark of
Dodo Books Indian Ocean Ltd. and OmniScriptum S.R.L publishing group

120 High Road, East Finchley, London, N2 9ED, United Kingdom
Str. Armeneasca 28/1, office 1, Chisinau MD-2012, Republic of Moldova, Europe
Managing Directors: Ieva Konstantinova, Victoria Ursu
info@omniscriptum.com

Printed at: see last page
ISBN: 978-620-2-77399-7

CONTEÚDO

Capítulo 1

SIALOGRAFIA

Introdução

A sialografia tem-se revelado útil no diagnóstico de doenças auto-imunes, cálculos e no tratamento de tumores que envolvem a glândula parótida. As opiniões quanto à sua utilidade variam de inútil a indispensável. A estreita cooperação entre o cirurgião de cabeça e pescoço e o radiologista reforçará o papel da sialografia no tratamento de tumores e colocará as informações falsas negativas numa perspetiva adequada. Algumas generalizações quanto à utilidade clínica da sialografia em tumores incluem a localização do nervo facial em relação ao tumor, a origem no lobo profundo versus no lobo superficial, as caraterísticas de crescimento do tumor e a presença de disseminação do tumor para fora da glândula.

Anatomia

A glândula parótida, situada anteriormente ao ouvido, molda-se às estruturas esqueléticas e aos músculos adjacentes de tal forma que os ductos assumem configurações naturais em forma de arco. A glândula está dividida num lobo profundo que se curva em torno da margem posterior do ramo da mandíbula e se estende até à bainha carotídea e à parede lateral da faringe. O lobo profundo está ligado ao lobo superficial por um istmo. Na junção dos dois lobos, forma-se um sulco para a passagem de cinco ramos do nervo facial e parte da veia facial anterior. O lobo superficial da parótida pode ser arbitrariamente dividido em uma porção que se estende superiormente até a região do arco zigomático, uma região póstero-inferior que engloba o processo mastoide e uma região ântero-inferior ou cauda que se curva em torno do ângulo da mandíbula e termina nas proximidades da glândula submandibular. O corpo principal da parótida superficial ao ducto principal arqueia-se em torno da margem posterior do músculo masseter. O ducto principal da glândula parótida (ducto de Stensen) segue anteriormente com alguns dos ramos do nervo facial dentro da substância da glândula. O ducto passa lateralmente, em forma de arco, sobre o músculo masseter e atravessa o músculo bucinador para se esvaziar na bochecha, em frente ao segundo dente molar superior.

A glândula submandibular situa-se no triângulo submandibular e está dividida em duas partes. A porção superior encontra-se na fossa submaxilar, no lado medial do corpo da mandíbula, em frente aos dentes segundo e terceiro molares. A porção superficial da glândula arqueia-se de lateral para medial em torno da margem posterior do músculo milo-hióideo para se situar acima do ventre anterior do digástrico. O músculo milo-hióideo recorta a superfície anterior da glândula. O ducto submandibular (ducto de Wharton) corre entre os músculos milo-hióideo e hioglosso para se abrir numa pequena carúncula situada de cada lado do frénulo da língua. As glândulas sublinguais situam-se no pavimento da boca e esvaziam-se através de múltiplas aberturas que não são acessíveis à canulação e à sialografia.

Técnica de sialografia

Para a sialografia, podem ser utilizados materiais de contraste hidrossolúveis ou meios de base oleosa. Os meios de contraste de base oleosa, como o óleo etoiodizado (Ethiodol) ou o isofendilato (Pantopaque), proporcionam uma excelente visualização do sistema ductal, mas é necessário ter cuidado para evitar o extravasamento para a substância glandular, uma vez que estes materiais podem causar a formação de granulomas. Para a investigação de tumores, são preferidos os meios solúveis em água e deve tentar-se produzir uma "coloração da glândula" para melhor delinear as margens do processo expansivo. O Renograffn-76 ou meios semelhantes provaram ser satisfatórios para a visualização do parênquima da glândula, ao mesmo tempo que produzem densidades aceitáveis do sistema ductal. Uma boa luz é essencial para a canulação do ducto parotídeo ou submandibular. O óstio é primeiro pulverizado com um anestésico local, como a lidocaína. O esfíncter da abertura é geralmente contraído. Uma pequena quantidade de sumo de limão na língua relaxa o esfíncter, permitindo a visualização da cor vermelha do revestimento epitelial do ducto. Se a abertura não puder ser facilmente visualizada, a região da abertura deve ser seca com cotonetes e a glândula deve ser massajada. O fluxo de saliva do ducto identificará a abertura. Se houver dificuldade em canular o óstio com cateteres de sialografia, pode ser efectuada uma sondagem suave com dilatadores lacrimais.

Para a glândula submandibular, a agulha de sialografia Rabinov é excelente para a canulação do ducto e pode nem sequer necessitar de uma dilatação preliminar. Esta mesma cânula pode ser utilizada em ductos parotídeos extremamente pequenos em doentes com atrofia parotídea e síndroma de sicca. As vistas anteroposterior, lateral e oblíqua são obtidas na sialografia parotídea e submandibular para obter uma visualização livre de osso dos vários lóbulos das glândulas. A vista oblíqua deve ser obtida com os ombros rodados a 45 graus e o queixo bem estendido. Esta posição abrirá o espaço entre o ângulo da mandíbula e a sobreposição do processo mastoide na coluna cervical. O lobo profundo da parótida encontra-se neste espaço e pode ser identificado pelo trajeto cefálico de ductos paralelos.

Para a sialografia submandibular, é acrescentada ao armamento uma projeção de base ou uma vista submento-transorbital. São efectuadas injecções separadas de material de contraste para cada exposição roentgen. Isto assegurará uma distensão adequada do sistema ductal e uma boa fase parenquimatosa. O volume de contraste utilizado varia de. 1,0 a 1,3 ml, mas por vezes pode ser inferior a 1 ml ou superior a 1,5 ml, dependendo dos diâmetros dos sistemas ductais e da quantidade de material de contraste que está a regurgitar da abertura do ducto para a boca do doente. O ponto final da injeção deve ser a dor na região da glândula, e o doente recebe induções preliminares para mover um sinal com a mão quando ocorre a dor. O doente é induzido a fazer um sinal com a mão quando ocorre a dor. Neste momento, a injeção é interrompida e é feita uma exposição ao roentgen. Os estudos bilaterais devem ser efectuados por rotina pelas seguintes razões

1. O mesmo processo de doença pode estar a ocorrer na glândula oposta apenas em estado pré-clínico.

2. As variações no tamanho e configuração normais do sistema ductal podem ser melhor apreciadas quando se dispõe de um tamanho normal para comparação.

3. As massas extrínsecas podem deslocar a glândula de forma subtil, o que pode ser melhor apreciado quando se dispõe de um tamanho normal para comparação.

4. se o lado patológico for sempre examinado em primeiro lugar, as películas tiradas do

O lado normal servirá de películas de drenagem para o primeiro lado examinado.

Se o doente for hipersensível, pode manifestar dor demasiado cedo antes de todos os canais estarem preenchidos e dar uma falsa impressão de atrofia da glândula. A sialografia por TC é realizada exatamente da mesma forma que a sialografia convencional, exceto que é utilizada a tomografia computadorizada para registar a imagem.

Sialografia normal

Existe uma variação considerável no tamanho e na configuração da glândula normal e dos seus ductos. Ericson deu uma área da parótida na vista lateral que varia de 10,1 a 21,1 cm. 2 A glândula parótida pode variar por um fator de 2 na área em indivíduos normais. O diâmetro do ducto também variou de 0,8 a 3,2 mm de diâmetro e uma diferença entre a direita e a esquerda de 0,7 mm. A retenção de material de contraste após 5 minutos continua a ser utilizada como um índice fiável da capacidade secretora. Por outro lado, na maioria das situações clínicas que envolvem diminuição da capacidade secretora, outras alterações morfológicas são suficientemente evidentes para fornecer o diagnóstico.

Contra-indicações para a sialografia

As contra-indicações para a sialografia são poucas. Os doentes com sensibilidade conhecida ao iodo não devem ser examinados. Da mesma forma, as pessoas com tendência para desmaiar devem ser cuidadosamente questionadas. Muitas destas reacções estão relacionadas com o reflexo vagal que pode ser aliviado pela administração de atropina por via intramuscular (0,6-1,2 mg) 30 minutos antes do estudo. A dose bastante elevada é indicada, uma vez que existem algumas provas experimentais de que pequenas doses de atropina exageram mesmo o reflexo vagal-vagal.

A parotidite aguda deve representar outra contraindicação para a sialografia, uma vez que o epitélio ductal se encontra num estado muito frágil e ocorrerá extravasamento por toda a glândula. Durante a fase aguda da parotidite, é de esperar pouca informação diagnóstica da sialografia. A consolidação dos abcessos e as relações com o nervo facial podem fornecer informações muito valiosas. Os compostos iodados podem ficar retidos na glândula parótida durante períodos prolongados e interferir com os testes da função tiroideia. Se houver suspeita clínica de disfunção da tiroide, devem ser realizados testes adequados antes da sialografia.

Armadilhas técnicas

Ao canular o ducto parotídeo, variações no curso da porção terminal do ducto podem fazer com que a ponta da cânula fique contra a parede do ducto. Isto é especialmente evidente em doentes com hipertrofia do músculo masseter, que causa uma curvatura em ângulo reto no ducto de Stensen à medida que este percorre o músculo. Nestas circunstâncias, o material de contraste injetado pode regurgitar de volta através da abertura do canal para a cavidade oral. Caso seja evidente uma má visualização do sistema ductal na sialografia, a ponta da cânula deve ser reposicionada ou dobrada manualmente para se adaptar à curvatura natural do ducto. Se a abertura do ducto for invulgarmente patulosa, poderá ser necessária uma cânula cónica para evitar o refluxo do material de contraste para a cavidade oral. Independentemente do tipo de cânula utilizada, o operador deve ser extremamente delicado e não deve exercer força indevida nos ductos parotídeos ou submandibulares. Podem ocorrer perfurações e o material de contraste injetado passará para o tecido subcutâneo .

Na sialografia submandibular, a ponta da cânula pode passar para os canais sublinguais acessórios que se esvaziam perto da abertura natural das glândulas submandibulares. O radiologista deve estar ciente do problema, uma vez que, durante a canulação, a ponta da cânula começa no óstio natural e, em seguida, passa por uma distância de 2-3 mm, encontrando apenas resistência. Nesta altura, uma força indevida perfura o canal. As injecções de contraste irão então delinear uma quantidade extremamente pequena de parênquima glandular na região sublingual. Esta glândula acessória encher-se-á tão rapidamente que o sinal do doente pode ser mal interpretado e ocorrerá extravasamento. Se se verificar uma obstrução durante a canulação, a ponta da cânula deve ser parcialmente retirada e reposicionada numa nova direção (geralmente mais superficialmente, lateralmente e posteriormente). A cânula deve passar livremente por uma distância de 12-14 mm quando estiver no ducto submandibular principal.

Lesões congénitas

A sialografia tem pouco a oferecer em remanescentes de fissuras brônquicas ou em tumores que ocorrem na região parotídea do recém-nascido ou do lactente, geralmente hemangiomas ou linfangiomas. Os hemangiomas apresentam vermelhidão e inchaço caraterísticos. Na superfície da mucosa podem ser identificadas veias dilatadas ao longo da parede lateral da faringe adjacente ao lobo profundo da parótida. O linfangioma pode estender-se para o pescoço ou para o mediastino, apresentando problemas difíceis de gerir. A sialografia neste período do recém-nascido requer anestesia geral e oferece pouca informação significativa.

Perturbações funcionais

O aumento crónico bilateral das glândulas parótidas pode ser encontrado no alcoolismo crónico, na diabetes, na fome, na obesidade, nos alcoólicos e, ocasionalmente, na pseudo-hipertrofia lipomatosa da glândula parótida sem etiologia específica. A biopsia destas glândulas mostra um aumento do número de grânulos de zimogénio, hipertrofia das células secretoras e uma ausência notável de reação inflamatória. A sialografia pode ser realizada com facilidade e mostra um sistema ductal e uma coloração parenquimatosa de aspeto normal, exceto que as glândulas são invulgarmente grandes, sem evidência de alterações na relação entre o ducto e as estruturas glandulares.

Lesões traumáticas

As lesões traumáticas da parótida podem ser divididas em efeitos precoces e tardios. O tipo de lesão pode ainda ser dividido em lesões por contusão dos elementos glandulares, feridas penetrantes e lacerações ductais. As lesões da parótida após a radioterapia são principalmente as associadas a alterações inflamatórias secundárias e à fibrose geral provocada pela radiação. O seu aspeto radiológico não é muito diferente do de outros problemas inflamatórios crónicos. As lesões traumáticas agudas do parênquima da glândula são geralmente acompanhadas de hemorragia na substância glandular. É provável que se siga um edema e uma infeção secundária. A sialografia é geralmente contra-indicada durante a fase aguda. Se a destruição da glândula levar à formação de um abcesso, a sua relação com o nervo facial pode exigir um exame sialográfico.

As lesões penetrantes podem resultar em fístulas salivares cutâneas que são extremamente difíceis de gerir clinicamente. Embora a sialografia possa confirmar o local do trato fistuloso, o tratamento é feito através da ligadura do ducto principal e da irradiação da glândula, da remoção da glândula principal ou de combinações dos métodos acima referidos. Uma vez que as tentativas de ligadura local do ducto agressor no parênquima da glândula estão muito frequentemente associadas a lesões do nervo facial ou a estenose tardia no local da reparação, a obtenção de sialografia para identificar um local de fuga específico raramente é necessária.

A lesão do ducto salivar principal resulta geralmente em atrofia com infiltração de gordura da glândula restante, a menos que a reanastomose do ducto tenha sido efectuada com êxito. Quando uma lesão maciça se desenvolve proximalmente ao ducto obstruído, é necessário obter informações sobre a natureza da lesão maciça. A formação de quistos é o resultado habitual das obstruções dos ductos; no entanto, podem desenvolver-se tumores no tecido salivar funcional remanescente. A sialografia deve ser tentada para verificar se existem alguns ductos acessórios que preencham e ajudem a identificar o local de origem da lesão maciça.

As lesões por radiação da glândula salivar são uma entidade bem conhecida e raramente causam problemas de diagnóstico. Após a radiação das lesões da nasofaringe ou da cavidade oral, são de esperar alterações da radiação na glândula parótida. O sistema ductal é normalmente preenchido, revelando múltiplas áreas de dilatação e estreitamento com alguma acumulação irregular de material de contraste no restante sistema ductal glandular.

Infecções

Grande parte da literatura relativa a condições inflamatórias da glândula parótida observadas por sialografia é bastante confusa, se não contraditória. Os problemas estão relacionados com a relutância natural do médico em efetuar biópsias da glândula parótida em condições relativamente benignas. Muitas das lesões inflamatórias são auto-limitadas, pelo que não se justifica o risco de lesão do nervo facial. Provavelmente, a hipótese mais lógica foi apresentada por Hemenway quando salientou que a anatomia da glândula parótida é tal que a sua resposta a uma variedade de condições inflamatórias pode facilmente produzir aparências sialográficas semelhantes. Ele cunhou a expressão "parotidite pontuada crónica" para explicar muitas das doenças da glândula salivar que podem ou não estar associadas a doenças sistémicas. A patologia básica está dividida em três partes:

1. Hiperplasia do epitélio e das células mioepiteliais envolvendo os ductos intralobulares

2. Infiltração de linfócitos

3. Desaparecimento dos ácinos.

A doença pode ser observada precoce ou tardiamente e a infeção secundária pode ser sobreposta. A obstrução ductal devido a tampões mucosos e detritos celulares contribui para o quadro radiológico. Basta então acrescentar algumas entidades específicas e a classificação da doença inflamatória da glândula parótida torna-se mais racional, como se segue.

1. Infecções agudas bacterianas, virais, pós-cirúrgicas e estados debilitados

2. Infecções crónicas

A. Obstruções ductais devido a cálculos

B. Parotidite piogénica recorrente

l. Relacionado com uma má higiene dentária ou com uma prótese mal ajustada

2.. Induzido por drogas

3. Granulomatoso

4. Idiopático

C. Sialadenite punctiforme crónica (doença linfoepitelial benigna, doença de Mikulicz, síndrome de Sjogren, síndrome de sicca, sialadenite).

1..Formulário para adultos

a. Com doença sistémica b. Sem doença sistémica

2. Infância de

a. Remissão espontânea na puberdade

b. Sialadenite punctata crónica persistente.

Doença Inflamatória Aguda

A sialografia está contra-indicada durante um ataque agudo de parotidite. O epitélio ductal e glandular está aparentemente num estado muito enfraquecido, pelo que o material de contraste extravasará livremente para os tecidos intersticiais. A informação obtida é escassa e o material de contraste actua de forma muito semelhante a uma injeção intersticial numa área já inflamada. No passado, foram feitas tentativas para delinear abcessos, mas os resultados são decepcionantes, uma vez que os abcessos da parótida são geralmente mais multiloculares e requerem um tratamento cirúrgico agressivo. Na sialografia, não se pode ter a certeza se uma área de não preenchimento se deve a um abcesso ou à oclusão de um dos canais interlobulares. Se for exercida pressão suficiente sobre a seringa para encher totalmente o sistema ductal, o extravasamento torna-se generalizado.

Pedras

Diz-se que 20% dos cálculos são radiolucentes e outros 20% não são provavelmente visualizados devido à sobreposição de estruturas ósseas adjacentes durante as filmagens de rotina. A incidência de cálculos radiolucentes na parótida pode ser muito maior e foi citada como sendo de 80%. São mais comuns na glândula submandibular ou nos seus ductos do que na glândula parótida, por um fator de oito para um. Na glândula submandibular, são frequentemente encontrados no orifício do ducto submandibular ou na bifurcação do ducto submandibular principal no interior da glândula submandibular. Tanto na glândula submandibular como na glândula parótida, estes cálculos não causam normalmente obstrução total e o material de contraste aquoso flui normalmente à volta do cálculo, delineando o estado do restante sistema ductal.

Os cálculos pequenos passam sem dúvida espontaneamente e podem deixar áreas de estenose. A infeção crónica que ocorre perto dos cálculos ou das estenoses serve como etiologia da parotidite piogénica recorrente.

O padrão roentgeniano observado pela sialografia é geralmente de ductos dilatados com múltiplas áreas de estenoses. Pode haver uma diminuição do número de ramificações ductais secundárias devido a alterações inflamatórias associadas, fazendo com que os lúmens ductais fiquem obliterados, ou podem formar-se múltiplos espaços quísticos. O padrão pode ser idêntico ao da fase tardia da sialadenite punctiforme crónica. Devido à sobreposição do aspeto radiológico na parotidite piogénica recorrente devida a cálculos com a sialadentis punctiforme crónica, devem ser estudadas várias glândulas. Se ambas as glândulas parótidas e submandibulares estiverem envolvidas, pode assegurar-se que não se trata de uma doença inflamatória devida a cálculos e subsequente infeção crónica.

Parotidite piogénica recorrente

O aspeto radiológico é bastante semelhante, com dilatação quística das condutas menores e condutas salivares maiores muito aumentadas. A destruição da substância da glândula é a caraterística proeminente que causa uma diminuição no número de ramos secundários dos ductos principais. Os ductos principais podem estar apenas ligeiramente aumentados e com contornos irregulares.

Ao exame clínico, os doentes podem apresentar uma higiene dentária deficiente, que se crê ser o principal fator etiológico. Outros afirmam que a saliva cronicamente infetada predispõe à cárie dentária. Nalguns doentes, a etiologia é obscura. O padrão clínico e/ou radiológico é encontrado após múltiplos episódios de cálculos, pelo que a doença autoimune não parece ser um fator importante. O diagnóstico radiológico não pode ser efectuado com base no aspeto sialográfico da glândula. É essencial conhecer a presença ou ausência de doença sistémica e, em particular, de artrite reumatoide. Os doentes devem também ser examinados para detetar outros estigmas da síndrome de sicca. O envolvimento de várias glândulas é mais caraterístico da síndrome de Sjogren.

Sialadenite punctata crónica

A monografia de Sjogren, em 1933, assinalava a relação entre a queratoconjuntivite, a xerostomia e a artrite reumatoide. A queratoconjuntivite e a xerostomia estão diretamente relacionadas com a disfunção salivar. Quando as manifestações da mucosa ocorrem sem doença sistémica, fala-se de síndrome sicca. A sialografia nestes doentes adquire um novo significado para estabelecer um diagnóstico positivo devido à associação de doenças potencialmente fatais em doentes que não apresentam a tríade de Sjogren completa. Estes doentes têm muito mais probabilidades de desenvolver macroglobulinemia de Waldenstrom e linfoma.

Os doentes com síndrome de Sjogren e artrite têm menos probabilidades de desenvolver doenças potencialmente fatais. Na maioria das vezes, o complexo sicca desenvolve-se insidiosamente em doentes que já sofrem de artrite reumatoide.

Em cerca de 10% dos doentes, os sintomas oculares e bucais precedem a artrite. A gravidade da doença salivar não é necessariamente paralela ao grau da artrite. Independentemente de a doença ocorrer com ou sem doença sistémica, o aspeto sialográfico é idêntico. No início da doença, a forma punctiforme dos glóbulos será encontrada na sialografia com um ducto de aspeto normal. Vinte por cento dos doentes apresentam doença unilateral. À medida que a doença progride, a sialografia demonstra uma diminuição do número de radicais secundários e terciários na glândula parótida. Nas fases tardias, algumas das grandes áreas cavitárias podem assemelhar-se a extravasamentos, como se observa nas doenças malignas da parótida. Numa fase tardia da doença, a atrofia será o fator dominante e o sistema ductal tem sido comparado a uma "árvore podada". O ducto principal pode ser de calibre normal ou dilatado, e os ramos tornam-se delgados e terminam abruptamente.

É necessário ter cuidado durante a sialografia para garantir que os canais estão completamente cheios, uma vez que o aspeto de árvore podada é imitado por um enchimento incompleto. Os estudos de secreção, quer sejam realizados por radionuclídeos ou através da obtenção de películas atrasadas durante o exame de roentgen, têm sido propostos como sendo úteis na diferenciação entre as síndromes sicca e a parotidite piogénica recorrente. A taxa de secreção é acentuadamente reduzida nas síndromes sicca, ao passo que pode haver um fluxo relativamente bom de saliva na parotidite piogénica recorrente. As culturas também podem demonstrar a infeção secundária em lesões inflamatórias.

A tomografia computadorizada com sialografia simultânea mostrará grandes ductos com áreas irregulares de coleções de contraste dentro da glândula. O padrão lobular da glândula parótida acentua-se, presumivelmente relacionado com atrofia, hiperplasia mioepitelial e infiltrações linfocíticas. Outra forma de sialadenite punctiforme crónica pode ocorrer com entidades patológicas específicas, como a leucemia, o linfossarcoma, a tuberculose, a sífilis e, em menor grau, a sarcoidose. Alguns referem-se a esta entidade como síndroma de Mikulicz. Quando o doente se encontra gravemente debilitado ou em febre uveoparotídea (Sarcoide), o padrão radiológico pode aproximar-se dos padrões agudos de inflamação da glândula parótida ou mostrar múltiplas áreas arredondadas de não preenchimento devido à deslocação da glândula.

Sialadenite punctata crónica da infância

Nas crianças e, ocasionalmente, nos bebés, a doença tende a ocorrer sob a forma de ataques repetidos que duram 24-3 6 horas até vários dias. As glândulas parótidas ficam inchadas e são frequentemente confundidas com papeira recorrente. É mais provável que a doença afecte o sexo masculino por volta dos cinco a oito anos de idade, ao contrário da forma adulta, que é mais comum nas mulheres. Os sistemas sistémicos são muito ligeiros e a compressão da glândula pode revelar saliva turva que sai da abertura do ducto de Stensen.

A sialografia deve ser realizada durante um período de quiescência. A injeção de contraste mostrará o padrão caraterístico de sialoadenites pontuais crónicas. Raramente os glóbulos têm mais de 1-2 mm de diâmetro e, em geral, não há evidência real de dilatação importante dos ductos. Não foram seguidas grandes séries até à idade adulta, mas geralmente estes doentes tornam-se assintomáticos na puberdade e, presumivelmente, o sistema ductal regressa ao normal. Por vezes, os seus episódios de parotidite recorrente podem fazer com que percam um tempo excessivo na escola, sob a crença errada de que a doença é contagiosa. Em circunstâncias invulgares, a parotidectomia tem sido efectuada para aliviar os sintomas de parotidite aguda recorrente.

<u>**Tumores das glândulas salivares**</u>

A importância da sialografia como teste de diagnóstico de rotina nos tumores da parótida é controversa. Alguns consideram que a informação produzida é altamente exacta e valiosa. Enquanto outros afirmam que o método não produz qualquer informação essencial. O objetivo da sialografia deve ser a diferenciação entre tumores benignos e malignos, a localização do tumor em relação ao nervo facial e a diferenciação entre tumores extrínsecos e intrínsecos e o estado do lobo profundo da parótida. Haverá sempre um caso estranho e invulgar que se apresentará com inchaços ou alterações pós-operatórias que requerem a diferenciação da expansão inflamatória de um verdadeiro novo crescimento. A tomografia computorizada durante a injeção de contraste oferece uma vantagem considerável em relação à sialografia convencional e está correlacionada com o tecido salivar remanescente. O modo de apresentação (plano axial) é ideal para localizar os tumores e as suas relações com o nervo facial.

Tumores benignos

Adenoma Pleomórfico

Aproximadamente 80% dos tumores da parótida são benignos, enquanto que na glândula submandibular essa proporção cai para 50%-60%. O tumor mais comum é o adenoma pleomórfico, que representa 65% de todos os tumores da parótida. O tumor é solitário e composto por múltiplos nódulos que, com o crescimento, comprimem o tecido adjacente, criando uma cápsula de espessura variável. A superfície do tumor contém excrescências da massa principal que penetram na cápsula por distâncias variáveis. As pequenas bolsas de saída não são visíveis nos exames de roentgen, mas são responsáveis por recorrências quando se tenta a extirpação cirúrgica através da simples enucleação do tumor por extirpação através da cápsula.

Microscopicamente, os tumores mistos podem apresentar uma variedade de misturas de elementos epiteliais e mesenquimais. Por vezes, um ou outro tecido componente é bastante escasso, e a lesão tem sido referida como adenomas monomórficos. A diferença de densidade dos adenomas pleomórficos celulares não é suficientemente grande para ser distinguida por tomografia computorizada ou outras técnicas de roentgen. A arquitetura interna dos adenomas pleomórficos é bem desenvolvida, de modo a projetar sombras na TC e a refletir-se na ecografia. A capacidade da sialografia para demonstrar os adenomas pleomórficos está relacionada com o tamanho e a localização da massa tumoral - o seu tamanho varia desde alguns milímetros até lesões maciças que interferem com a mobilidade do doente. As lesões pequenas têm tendência a surgir na periferia da glândula. medida que estas pequenas legiões crescem, há muito pouca perturbação da arquitetura até que a massa tumoral tenha mais de 1 cm de diâmetro.

O tumor de Warthin ou linfomatose adenocistoma papilar representa aproximadamente 6%-7% de todos os tumores da parótida. O tumor é mais frequente no sexo masculino, sendo o rácio entre homens e mulheres de aproximadamente 5:1. Entre 2% e 6% dos tumores são bilaterais, mas a sincronia bilateral é rara. Os componentes celulares do tumor de Warthin têm uma importância considerável no diagnóstico sialográfico desta lesão. Tal como o nome, adenocistoma linfomatoso papilar, implica a existência de um oponente celular e de um componente linfático no tumor.

A teoria aceite da patogénese é uma origem a partir de tecido heterotrófico da glândula salivar dentro da glândula parótida ou externo à glândula parótida. O oncócito salivar é a mutação epitelial que contribui com o elemento glandular para este tumor. Quando o oncócito forma uma massa tumoral na ausência de tecido linfoide, o tumor deixa de ser designado por tumor de Warthin e passa a ser apenas um oncocitoma. Quando o oncócito forma o tumor nos linfáticos, as lesões podem estar localizadas superficialmente na parótida ou profundamente na substância parotídea e totalmente rodeadas pelo parênquima da glândula.

Os linfáticos são mais ricos na porção póstero-inferior da glândula parótida, pelo que existe uma propensão para o tumor de Warthin se formar profundamente ao longo da sua margem póstero-inferior. Para além disso, os oncócitos raramente são encontrados no tecido salivar antes de o hospedeiro atingir os 50 anos de idade, sendo a maioria dos casos de tumor de

Warthin encontrados em homens entre os 40 e os 70 anos de idade. Os tumores são grosseiramente encapsulados e contêm um espaço cístico central preenchido com muco ou líquido de coloração acastanhada. Na secção de corte, observam-se múltiplas projecções papilares, alternando com áreas de estroma linfoide.

O oncocitoma é uma coleção nodular circunscrita, mas não encapsulada, de células granulares eosinofílicas inchadas. São normalmente muito pequenos e não têm caraterísticas que permitam o seu reconhecimento por meios radiológicos, para além de um processo expansivo circunscrito. Foram ocasionalmente relatadas transformações malignas do oncocitoma num carcinoma oncocítico.

Tumores diversos

Neurofibroma, lipoma, hemangioma e hiperplasia linfoide foram todos descritos na glândula parótida. As poucas descrições sialográficas destas lesões são invulgares, variando desde a obstrução total dos ductos principais até processos expansivos irregulares no parênquima da glândula. Os seus padrões de crescimento não são suficientemente caraterísticos para permitir um diagnóstico radiológico.

Tumores malignos

A terminologia dos tumores da parótida varia consoante a classificação se baseie no crescimento, nas caraterísticas morfológicas ou na histogénese do tumor. A diversidade de padrões de crescimento expressa pelos tumores das glândulas salivares é extremamente variada e aproxima-se da do sistema reprodutor feminino. A singularidade pode ser explicada pela presença da célula mioepitelial, que não é encontrada noutras glândulas exócrinas. Uma avaliação da incidência relativa dos tumores foi apresentada no relatório de Skolnik com a seguinte classificação

Adenocarcinoma - 2 4%   Mucoepidermóide - 22%

Células escamosas - 20%   Indiferenciado - 13%

Adenocístico - 7%   Misto maligno - 7%

Diversos - 7%

A forma de apresentação clínica pode ser extremamente útil no diagnóstico de lesões malignas. A dor facial, as áreas de dormência ou formigueiro e a evidência de crescimento rápido são altamente sugestivas de uma neoplasia maligna. Os tumores malignos tendem a ter uma consistência muito mais firme e podem apresentar fixação a estruturas ósseas Os tumores do lobo profundo podem ser enganadores em termos de tamanho, a menos que seja efectuado um exame bimanual. Externamente, apenas a ponta do tumor será palpável.

A incidência global de tumores das glândulas salivares na infância é bastante baixa, representando apenas cerca de 3,2% de todos os tumores salivares. No entanto, se um tumor da glândula salivar estiver presente numa criança, a incidência de malignidade nas crianças é de carcinomas mucoepidermóides, seguidos de carcinomas de células acínicas e carcinomas indiferenciados.

O diagnóstico sialográfico dos tumores malignos depende das suas caraterísticas de crescimento e consiste no seguinte

1. Enclausuramento dos principais ductos, produzindo um contorno irregular do lúmen.

2. Destruição das paredes dos ductos, permitindo o extravasamento de material de contraste.

3. Contorno grosseiramente irregular das massas tumorais.

4. Cavidades quísticas no tecido parotídeo que se enchem de material de contraste.

5. Obstrução total dos canais principais devido à pressão e invasão do tumor maligno.

Numa revisão recente efectuada por Calcaterra , foi tentada uma avaliação da precisão da sialografia no diagnóstico de tumores malignos da parótida. Numa série de 37 tumores, 7 foram considerados malignos aquando da extirpação cirúrgica. Cinco dos sete tumores foram diagnosticados como malignos na sialografia; no entanto, nos 30 tumores benignos restantes, seis lesões também foram diagnosticadas como malignas. Concluiu que a sialografia pode, por vezes, ser altamente suspeita de malignidade, mas deve ser interpretada à luz dos achados clínicos.

Embora a precisão do diagnóstico por sialografia não se aproxime da de muitas técnicas de roentgen, pode desempenhar um papel vital na preparação psicológica do doente antes da cirurgia. O lugar da tomografia computorizada com a sialografia ainda não foi avaliado exaustivamente e a informação disponível é preliminar. A presença de uma massa de contornos irregulares que pode ser vista a surgir no interior da glândula parótida é considerada como uma forte evidência da natureza invasiva do tumor. O verdadeiro problema de diagnóstico vai surgir com as lesões muito pequenas, com menos de 1 cm de diâmetro, que se encontram nos limites da visibilidade por exame e palpação. Resta saber se a tomografia computorizada de alta resolução resolverá o problema das lesões pequenas. Independentemente do resultado do diagnóstico maligno ou benigno da pequena lesão por sialografia por TC, as informações disponíveis sobre a relação da massa tumoral com o nervo facial, o forame estilomastóideo e o lobo profundo da parótida confirmarão que a sialografia por TC tem um lugar permanente no arsenal de tratamento de tumores da parótida. Em resumo, que o papel da sialografia está a mudar sob o impacto da tomografia computadorizada. As massas tumorais serão, sem dúvida, avaliadas no futuro pela sialografia por TC para responder às questões vitais de intrínseco versus extrínseco, posição do nervo facial, localização dentro da glândula parótida e, se possível, tumor maligno versus benigno. O pormenor da anatomia ductal e dos padrões glandulares está mais facilmente disponível na sialografia convencional. A classificação de doenças auto-imunes e lesões inflamatórias da glândula parótida ou submandibular pode ser mais facilmente efectuada com técnicas de filmagem convencionais.

Capítulo 2

TÉCNICAS RADIOGRÁFICAS INTRA-ORAIS

INTRODUÇÃO

A radiografia intra-oral é o conjunto de todas as técnicas radiográficas relacionadas com os exames em que a radiografia é colocada no interior da boca, constituindo a espinha dorsal da radiografia dentária, sendo apenas um termo de classificação para distinguir os casos que requerem projecções extra-orais.

TIPOS => A técnica radiográfica intra-oral pode ser dividida em 3 categorias

a) Projecções periapicais

b) Projecções Bitewing

c) Projecções oclusais

PROJECÇÕES PERIAPICAIS

• As projecções periapicais têm como objetivo fundamental o registo dos ápices dos dentes e das estruturas que os rodeiam.

• 2 técnica de projeção intra-oral pode ser utilizada para a radiografia periapical -

a) Técnica de ligação em paralelo

b) Técnica do ângulo de bissecção

TÉCNICA DE PARALELIZAÇÃO

• É também conhecido como

• técnica do cone de extensão

• Técnica do ângulo reto

* Técnica de cone longo

* É um método que pode ser utilizado para expor películas periapicais.

* Esta técnica baseia-se no conceito de paralelismo.

PRINCÍPIOS DE PARALELISMO

* A película é colocada na boca paralelamente ao longo eixo do dente a ser radiografado.

* O raio central do feixe de raios X é dirigido perpendicularmente à película e ao eixo longo do dente.

* Deve ser utilizado um suporte de película para manter a película paralela ao longo eixo do dente. O paciente não pode segurar a película.

* Para conseguir o paralelismo entre a película e o dente, a película deve ser colocada longe do dente e em direção ao centro da cavidade oral.

* Devido à anatomia variável da cavidade oral, a distância objeto-filme deve ser aumentada para manter o filme paralelo ao longo eixo do dente.

* Devido ao facto de a película ser colocada longe do dente, resulta numa ampliação da imagem e numa perda de definição.

- Para compensar a ampliação da imagem, a distância entre o alvo e o filme deve ser aumentada.

* O cone de extensão cilíndrico proporcionalmente longo, ou seja, 16", é utilizado com a técnica de paralelização para compensar o aumento da distância do filme alvo. Por conseguinte, a técnica de paralelização é por vezes conhecida como técnica do cone longo.

* Um complemento necessário ao princípio do paralelismo é a utilização de uma distância maior entre o alvo e o filme. Isto deve-se a duas razões

a) para evitar a ampliação da imagem

b) para evitar a desfocagem da margem da imagem.

TÉCNICA

a) **DETENTORES DE FILMES** =>

• A técnica de paralelização requer a utilização de um instrumento de fixação da película para a posicionar paralelamente ao longo eixo do dente.

• Os suportes de película eliminam a necessidade de o paciente estabilizar a película.

- Os suportes de película disponíveis no mercado são:-

• Instrumentos Rinn xcp

• Suportes de película de precisão

• Bloco de mordida de tabe estável

• Suporte para película aderente Ezee

• Hemostato com bloco de mordida

b) **FILME** =>

- O tamanho da película intra-oral utilizada com a técnica de paralelismo depende dos dentes que estão a ser radiografados.

• **NAS REGIÕES ANTERIORES**: -

• É utilizada a película de tamanho 1

• É posicionado com a parte longa da película na direção VERTICAL (vertical)

- **NAS REGIÕES POSTERIORES**

- É utilizada a película de tamanho 2.

- A película de tamanho 2 é sempre colocada com a parte longa da película na direção horizontal (lateral).

REGRAS => Existem algumas regras básicas a seguir quando se utiliza a técnica de paralelização.

a) Colocação da película => A película deve ser posicionada de modo a cobrir a área prescrita dos dentes a examinar.

b) Posição do filme =>

- A película deve ser posicionada paralelamente ao longo eixo do dente.

- A película no suporte da película deve ser colocada longe dos dentes e em direção ao centro da cavidade oral.

c) Angulação Vertical =>

- O raio central do feixe de raios X deve ser direcionado perpendicularmente à película e ao longo eixo do dente.

- A angulação vertical é estabelecida por um seletor na parte lateral da cabeça do tubo.

d) Angulação horizontal =>

- O raio central do feixe de raios X deve ser dirigido através das áreas de contacto entre os dentes.

- A angulação horizontal do feixe influencia o grau de sobreposição das imagens das coroas nos espaços interproximais.

e) Exposição da película =>

• O feixe de raios X deve estar centrado na película para garantir que todas as áreas da película sejam expostas, ou seja, o raio central está em ângulo reto com a película.

• A não centralização do feixe de raios X resulta numa imagem parcial na película ou num corte em cone.

• O Cone-Cut é um artefacto que aparece como uma área clara não exposta no filme.

Deve-se ao facto de o feixe ter sido mal direcionado, de modo a que a radiação não cubra completamente a película.

PROCEDIMENTOS PASSO A PASSO =>

• Inclui: -

a) Preparação do doente

b) Preparação do equipamento

c) Colocação do filme

PREPARAÇÃO DO PACIENTE => inclui-

• O doente deve estar sentado.

• Explicação breve dos procedimentos radiográficos ao doente.

• Ajuste da posição da cadeira e conforto para o técnico de radiologia.

• Ajuste do apoio de cabeça do doente para apoiar e posicionar a cabeça do doente.

• A cabeça do doente é ajustada de modo a que o arco superior fique paralelo ao chão e o plano médio-sagital fique perpendicular ao chão.

• Retirar todos os objectos da boca.

PREPARAÇÃO DO EQUIPAMENTO =>

* Definir os factores de exposição como KV, mAmp na unidade de raios X.

* Abrir a embalagem esterilizada que contém o suporte de película e montar o suporte de película.

* Utilizar o tamanho de película 1 com suporte de película para a região anterior e o tamanho de película 2 com suporte de película para a região posterior.

SEQUÊNCIA DE EXPOSIÇÃO PARA COLOCAÇÃO DE FILMES

* Com a técnica paralela, deve ser seguida uma ordem definida para a colocação e exposição da película peri-apical.

* Trabalhar sem uma sequência de exposição pode resultar na omissão de uma área ou na exposição de uma área duas vezes.

a) SEQUÊNCIA DE EXPOSIÇÃO ANTERIOR =>

Quando se expõem películas peri-apicais com a técnica de paralelismo, começa-se sempre pelos dentes anteriores, porque

* A película utilizada para as exposições anteriores é mais pequena, menos confortável e mais fácil de tolerar pelo doente.

* As colocações anteriores de película mais toleráveis permitem que o doente se habitue ao suporte de película utilizado na técnica de paralelização.

* Com a película de tamanho 1, é utilizado um total de sete colocações anteriores da película, enquanto que com a película de tamanho 2, são utilizadas seis colocações anteriores da película

EXPOSIÇÃO PERIAPICAL ANTERIOR RECOMENDADA

EM MAXILLA =>

- Começar pelo canino superior direito.

- Expor todos os dentes anteriores do maxilar da direita para a esquerda.

- Terminar com o canino superior esquerdo.

EM MANDIBLE=>

- Começar pelo canino esquerdo mandibular.

- Expor todos os dentes anteriores da mandíbula, da esquerda para a direita.

- Terminar com o canino direito mandibular.

SEQUÊNCIA DE EXPOSIÇÃO POSTERIOR=>

Após a colocação da película anterior, os dentes posteriores são expostos.

- Expor sempre o pré-molar 1 e depois o molar por causa de-

a) A colocação da película pré-molar é mais fácil de tolerar pelo paciente

b) A exposição de pré-molares é menos suscetível de evocar o reflexo de vómito.

- São utilizadas 4 colocações maxilares e 4 mandibulares na técnica de paralelismo posterior.

Sequência de exposição peri-apical posterior recomendada

-Iniciar pelo quadrante superior direito.

Expor os dentes pré-molares e, em seguida, expor a película dos molares.

-Mover para o quadrante de repouso mandibular.

Expor a película do pré-molar 1 [st] e, em seguida, expor a película do molar.

-Mover para o quadrante esquerdo do maxilar.

-Expor a película do pré-molar e depois a do molar.

-Terminar com o quadrante mandibular direito.

-Expor a película do pré-molar 1st e terminar com a exposição da película do molar.

FILME - COLOCAÇÃO^

A colocação da película é ditada pelos dentes e estruturas circundantes que têm de ser incluídos na radiografia resultante.

A colocação de filmes divide-se em 2 categorias

a) COLOCAÇÃO ANTERIOR DO FILME

- O instrumento XCP anterior é utilizado para todas as colocações de películas anteriores.

• A película de tamanho 1 é utilizada para a colocação anterior

• A película de tamanho 1 é inserida verticalmente no bloco de mordida e fixada na ranhura do instrumento XCP.

• Inclui (a) exposição do canino maxilar

(b)   2 exposição do incisivo maxilar

(c)   2 exposição do canino mandibular

(d)   1 exposição do incisivo mandibular

b) colocação de filmes em posters

• O instrumento XCP posterior é utilizado para todas as colocações de películas posteriores.

• É utilizada a película de tamanho 2.

• A película é inserida horizontalmente no bloco de mordedura e fixada na ranhura.

• Inclui: -

(a)   exposições de pré-molares superiores

(b)   2 exposições de molares superiores

(c)   2 exposições de pré-molares inferiores

• 2 exposições de molares mandibulares

DIRECTRIZES PARA A COLOCAÇÃO DE FILMES=>

Antes da colocação da película, deve ser determinada a inclinação axial dos dentes.

• **PARA PROJECÇÃO MAXILAR**=>

• O bordo superior da película assenta geralmente na altura da abóbada palatina na linha média.

• Nas áreas dos molares e pré-molares superiores, a película está posicionada para além da sutura palatina mediana.

• **PARA PROJECÇÃO MANDIBULAR** => Utilizar a película para deslocar a língua para lingual, de modo a permitir que o bordo inferior da película fique afastado da mucosa na superfície lingual da mandíbula.

• As películas anteriores são sempre colocadas verticalmente.

• As películas posteriores são sempre colocadas horizontalmente.

• O ponto de identificação na película é sempre colocado na ranhura do suporte da película, na direção da extremidade oclusal da película.

• Ao colocar a película na boca, conduzir sempre com a extremidade apical da película e rodar o suporte da película.

• Durante o posicionamento da película, esta deve estar sempre afastada dos dentes e virada para o centro da cavidade oral.

- A posição do suporte da película pode ser sempre a película sobre a área a ser examinada.

- Pedir ao doente para fechar lentamente o bloco de mordida.

PROJECÇÕES MAXILARES - NA TÉCNICA DO PARALELISMO

PROJECÇÃO DO INCISOR CENTRAL MAXILAR => Ponto de entrada - no lábio, na linha média logo abaixo do septo nasal das narinas.

Campo de imagem -

- Ambos os incisivos centrais

- Áreas periapicais

Colocação de filmes -

- É utilizada a película n.º 1

- Ao nível de PM1/M1

- Película assente no palato com a sua linha média centrada na linha média da arcada.

PROJECÇÃO DO RAIO CENTRAL=>

- Raio central dirigido através do ponto de contacto dos incisivos centrais e perpendicular ao plano da película e às raízes dos dentes.

- Angulação vertical - 15º-20º

- Angulação horizontal - zero grau

PROJECÇÃO DO INCISIVO LATERAL SUPERIOR=>

Campo de imagem => mesial na área proximal com aspeto distal do incisivo central.

Colocação de filmes =>

- Filme n.º 1

- Profundidade na cavidade oral paralela ao longo eixo e ao plano mesio-distal do incisivo lateral maxilar.

Projeção do raio central O raio central é dirigido através do meio do incisivo lateral sem sobreposição das margens das coroas no espaço interproximal na sua face mesial.

O ponto de entrada situa-se no alto do lábio, a cerca de 1 cm da linha média.

PROJECÇÃO DO CANINO MAXILAR

Campo de imagem =>

- A imagem deve mostrar o canino inteiro com a sua área peri-apical na linha média da radiografia.

- Área de contacto mesial aberta

- O contacto distal está incluído na outra projeção.

Colocação de filmes=>

- Utilizar a película n.º 1 contra o palato, afastando-a da superfície palatina dos dentes.

- Orientar a película com o seu bordo anterior aproximadamente a meio do incisivo lateral e o seu eixo longo paralelo ao eixo longo do canino.

Projeção do raio central=>

- O feixe central é dirigido através do contacto mesial do canino.

- Não é necessário abrir o contacto distal.

Ponto de entrada =>

- Raio central direto através da eminência canina.

- A impressão de entrada situa-se aproximadamente na intersecção do bordo distal e inferior da asa do nariz.

PROJECÇÃO DOS PRÉ-MOLARES SUPERIORES

Campo de imagem:- Inclui ½ distal de canino e pré-molares.

Colocação de filmes:-

- É utilizada a película n.º 2

- A película de maior dimensão é colocada paralelamente ao plano oclusal e na linha média.

- A película deve cobrir ½ distal do canino, pré-molares e I^{st} molar até à porção mesial do IInd molar.

- O plano da película deve ser quase vertical para corresponder ao longo eixo dos dentes pré-molares.

- O eixo longo da película deve ser paralelo ao plano médio vestibular dos pré-molares.

Projeção do raio central =>

- O raio central é dirigido perpendicularmente à película

- A angulação horizontal do instrumento que segura a película deve ser ajustada para permitir que o feixe passe através da área interproximal entre o I^{st} e o IInd pré-molar.

Ponto de entrada=> É o centro da raiz do 2º segundo pré-molar, que se encontra normalmente abaixo da pupila do olho.

PROJECÇÃO DOS MOLARES SUPERIORES

- Fitzgerald utiliza 3 projecções para os molares

(a)   Projeção lateral - para o Ist molar

(b)   Projeção oblíqua mesial - para IInd molar

(c)   Projeção oblíqua distal - para IIIrd molar

- Campo de imagem - Inclui:-

• Metade distal do segundo pré-molar

• 3 molar permanente do maxilar

• Alguns tubérculos

Colocações em filmes=>

• Utilizar películas n.º 2

• Posicionar a dimensão larga da película quase na horizontal para minimizar o roçar do palato e do dorso da língua.

• Colocar a película posteriormente para cobrir as áreas do primeiro, segundo e terceiro molar e alguma tuberosidade.

• O bordo anterior da película deve cobrir apenas a parte distal do 2º pré-molar.

Projeção do raio central=>

• Raio central perpendicular à película

• Dirigir o feixe em ângulo reto para a superfície vestibular dos dentes molares através de ajustes na angulação horizontal.

Ponto de entrada=>

• Na bochecha, abaixo do canto externo do olho

• Zigoma na posição do segundo molar superior.

PROJECÇÕES MANDIBULARES

PROJECÇÕES CENTROLATERAIS MANDIBULARES

Campo de imagem=>

- Para a cuspidação do I.C. mandibular e do incisivo lateral e das suas áreas peri-apicais na película.

- Utilização de 2 películas periapicais anteriores mais estreitas e para os incisivos para proporcionar uma boa cobertura com o mínimo de desconforto.

Colocação de filmes=>

- É utilizada a película n.º 1.

- A película de longa dimensão está situada verticalmente atrás dos incisivos centrais e laterais, com as áreas de contacto centradas e o bordo inferior abaixo da língua.

- Posicionar a película posteriormente entre os pré-molares.

- Instruir o doente para fechar a boca lentamente.

Projeção do raio central=>

- Raio central através do espaço interproximal entre o I.C. e o incisivo lateral.

- Ponto de entrada=> O raio central entra abaixo do lábio inferior e cerca de 1 cm lateralmente à linha média.

PROJECÇÃO DO CANINO MANDIBULAR

Campo de imagem:-

- Todo o canino mandibular e a sua área periapical.

- Contacto mesial aberto.

- Contacto distal incluído noutras projecções.

Colocação de filmes-

- Filme n.º 1

- Película com dimensão longa vertical e canino na linha média da película.

- Posicionar a película tão longe quanto a língua e o processo alveolar contralateral o permitam, com o seu longo eixo paralelo e alinhado com o canino.

Projeção do raio central=> Dirigir o raio central através do contacto mesial do canino sem ter em conta o contacto distal.

Ponto de entrada =>

- Perpendicular à asa do nariz sobre a posição do canino.

- Cerca de 3 cm acima do bordo inferior da mandíbula.

PROJECÇÃO DO PRÉ-MOLAR INFERIOR

Campo de imagem=> Inclui:-

- ½ distal do canino

- 2 pré-molares

- 1st molar

Colocação de filmes=>

- Utilizar película n.º 2

- O filme é colocado na boca com o seu plano quase horizontal.

- Rodar o bordo de ataque para o fundo da boca, entre a língua e os dentes.

- Evitar o contacto da borda anterior da película com a gengiva lingual sensível ligada a mandíbula.

Projeção do raio central=>

- O raio central é projetado através da área do segundo pré-molar - molar.

- A angulação vertical deve ser pequena, quase paralela ao plano oclusal para manter a película paralela ao longo eixo dos dentes.

- Ajustar a angulação horizontal.

Ponto de entrada=> O ponto de entrada do raio central é:-

(a)   abaixo da pupila do olho

(b)   3 cm acima do bordo inferior da mandíbula.

PROJECÇÃO DO MOLAR MANDIBULAR

Campo de imagem=> inclui:-

- Metade distal do IInd pré-molar

- 3 molares inferiores permanentes

Colocação de filmes=>

- Utilize a película n.º 2 com o seu plano quase horizontal.

- O bordo anterior da película deve estar aproximadamente a meio do segundo pré-molar.

Projeção de raio central=>

- O raio central é projetado através do IInd molar

- Ajustar a angulação horizontal para projetar o feixe através da área de contacto.

• O raio central pode apresentar uma ligeira angulação positiva aprox. 8° devido à inclinação lingual dos molares.

Ponto de entrada=> O raio central é projetado abaixo do canto externo do olho, cerca de 3 cm acima do bordo inferior da mandíbula.

MODIFICAÇÕES NA TÉCNICA DE PARALELIZAÇÃO

• Podem ser utilizadas modificações na técnica de paralelização para acomodar variações nas condições anatómicas, tais como

(a)   Palato raso

(b)   Crescimento ósseo

(c)   Região pré-molar sensível (mandibular)

Palato raso=>

• O paralelismo entre a película e o longo eixo do dente no palato raso ou na abóbada palatina baixa é difícil.

• Se a falta de paralelismo entre a película e o longo eixo do dente não for superior a 20°, a radiografia é aceitável.

• Se a falta de paralelismo for superior a 20°, a modificação da técnica é efectuada por

(a)   Rolos de algodão

(b)   Angulação vertical

Crescimento ósseo=> com técnica de paralelismo toros mandibulares e maxilares podem causar problemas com a colocação da película.

(a)   Para o tórus maxilar, a película deve ser colocada no lado mais afastado do tórus (não no tórus) e depois exposta.

(b)   Para os toros mandibulares, a película deve ser colocada entre os toros e a língua (não sobre os toros) e depois exposta.

Região dos pré-molares inferiores=> a zona anterior da boca pode ser uma região muito sensível.

Colocação das películas:- As películas devem ser colocadas por baixo da língua para evitar colidir com os anexos musculares e com a gengiva lingual sensível.

Película: - o bordo inferior da película pode ser ligeiramente curvado ou suavizado para evitar o desconforto.

VANTAGENS=>

- A principal vantagem da técnica de paralelização é o facto de produzir uma imagem radiográfica sem distorção dimensional

- Não é complicado e pode ser facilmente repetido quando são indicadas radiografias em série.

- Na região dos molares superiores, a técnica de paralelização tem a capacidade de utilizar uma angulação vertical menor, de modo a que a sombra do osso malar não seja sobreposta à raiz do molar.

- Precisão - detalhes e definição do maxilar

- Simplicidade - simples e fácil de aprender e utilizar

- Duplicação - fácil de normalizar e pode ser duplicado com exatidão.

DESVANTAGENS =>

- as principais desvantagens são

(a)   Ampliação de 5-10%

(b)   Falta de registo dos tecidos periapicais maxilares provocada por abóbadas baixas.

• Colocação da película - devido à utilização de um instrumento de fixação da película

• Desconforto do doente

TÉCNICA DO ÂNGULO DE BISSECÇÃO

A técnica do ângulo de bissecção é também conhecida como

• Técnica de bissecção

• Técnica de bissecção do ângulo

- Técnica do cone curto

PRINCÍPIOS BÁSICOS-

Conceitos de bissetriz

• A técnica de bissecção baseia-se num princípio geométrico simples conhecido como Regra de Isometria de Ceiszynski.

• De acordo com a regra da isometria - dois triângulos são iguais se tiverem 2 ângulos iguais e partilharem um lado comum.

TÉCNICA DE BISECÇÃO:- A técnica de bissecção pode ser descrita do seguinte modo

• Posicionar a película o mais próximo possível da superfície lingual dos dentes que assentam no palato ou no pavimento da boca.

• No ponto de contacto da película com o dente, o plano da película e o longo eixo do dente formam um ângulo.

• O ângulo formado pelo plano médio do dente e o plano médio da película é bissectado por uma bissecção imaginária.

- O raio central é dirigido através do ápice do dente perpendicularmente à bissetriz imaginária.

- Formam-se 2 triângulos imaginários iguais.

- Os 2 imaginários que resultam são triângulos rectos e são congruentes.

- A hipotenusa de um triângulo imaginário é representada pelo eixo longo do dente e a outra hipotenusa é representada pelo plano da película.

- A regra de isometria de Ceiszynski não deve ser ignorada em pequeno grau porque: -

(a)   se os raios forem dirigidos perpendicularmente ao plano médio do dente **-Alongamento** da imagem.

(b)   se os raios forem dirigidos perpendicularmente ao plano médio da película - Encurtamento da imagem

ESTABILIZAÇÃO DA PELÍCULA

Na técnica de bissecção, são utilizados os seguintes métodos para posicionar e estabilizar a película

(a)   Suportes de película

(b)   Método de segurar o dedo

(a)   Suportes de filme:-

- Os suportes de película são recomendados na técnica de bissecção porque eliminam a necessidade de o paciente estabilizar a película.

- Os suportes de película disponíveis no mercado são:-

(a)   instrumentos rinn bai

(b)   bloco de mordedura stabe

(c)   suporte de película eezee grip

(b)   Método de fixação com o dedo/Método digital/Método manual:

- Este método é uma alternativa à técnica de bissecção de um suporte de película.

- Na maxila: - O filme é mantido na posição do polegar para as exposições.

- Na mandíbula: - A película é mantida em posição pelo dedo indicador para as exposições.

- O dedo indicador e ou o polegar são sempre colocados atrás da película e dos dentes.

- A mão esquerda do doente é utilizada para exposições no lado direito da boca e a mão direita

é utilizada para exposições no lado esquerdo.

VANTAGENS DO MÉTODO MANUAL

* Eficiente

* Ocupa a mente do doente dando-lhe a oportunidade de ajudar no procedimento

* Serve para aliviar a tensão nervosa em muitas pessoas.

DESVANTAGENS DO MÉTODO MANUAL :-

* Exposições desnecessárias a radiações

* Curvatura da película e distorção da imagem

* Exposição inadequada da área prescrita

FILME

* Tradicionalmente, utiliza-se uma película de tamanho 2 com a técnica de bissecção.

- Na região anterior da boca - a película de tamanho 2 é colocada com a parte longa da película na direção vertical (para cima).

- Nas regiões posteriores da boca - A película é sempre colocada com o eixo longo da película na direção horizontal (lateral).

ANGULAÇÕES PID

ANGULAÇÃO - É um termo utilizado para descrever o alinhamento do raio central do feixe de raios X nos planos horizontal e vertical.

Na técnica de bissecção, a angulação do PID é crítica com a utilização de suportes de película, podendo ser determinada a angulação correta do PID. No entanto, com o método de fixação com os dedos, é necessário determinar as angulações horizontal e vertical.

ANGULAÇÃO HORIZONTAL =

- Refere-se ao posicionamento da cabeça do tubo e à direção do raio central num plano horizontal ou de lado a lado.

- Não difere consoante a técnica radiográfica utilizada.

- Regra para a angulação horizontal - estabelece que o raio central deve ser dirigido perpendicularmente à tangente antero-posterior média dos dentes através da área de contacto.

- A angulação horizontal correta resulta em :-

(a)   Áreas de contacto sobrepostas.

(b)   Sobreposição das raízes e da coroa

ANGULAÇÃO VERTICAL

- Refere-se ao posicionamento do PID num plano vertical.

• Medida em graus e registada no exterior da cabeça do tubo.

• Regra da angulação vertical=> estabelece que o raio central deve formar um ângulo reto com um plano que divide o ângulo entre a película e o longo eixo do dente.

(a)   Uma angulação vertical excessiva provoca o encurtamento das imagens.

(b)   Uma angulação vertical insuficiente resulta no alongamento da imagem.

• A ANGULAÇÃO VERTICAL difere consoante a técnica radiográfica utilizada

(a)   Técnica de paralelização:- na técnica de paralelização, a angulação vertical do centro

O raio é dirigido perpendicularmente à película e ao eixo longo do dente.

(b)   Técnica da bissetriz:- nesta técnica a angulação vertical é determinada pela bissetriz imaginária, o raio central é dirigido perpendicularmente à bissetriz imaginária.

(c)   Técnica de bitewing: com a técnica de bitewing, a angulação vertical é pré-determinada, ou seja, o raio central é direcionado a +10 graus em relação ao plano oclusal.

ORIENTAÇÕES DE ANGULAÇÃO PARA PROJECÇÕES DE ÂNGULOS BISSEXTOS

PROJECÇÕES	**MAXILLA**	**MANIPULÁVEL**
Incisivos		-15° a -25°
Caninos	+45° a +55°	-20° a -30°
Pré-molares	+30° a +40°	-10° a -15°
Molares	+20° a +30°	-5° a 0°

REGRAS DE BASE PARA A TÉCNICA DA BISSECÇÃO:-

(a) Colocação da película: - A película deve ser posicionada de modo a cobrir a área prescrita dos dentes a examinar.

(b) Posição do filme

- A película é colocada contra a superfície lingual do dente.

- A extremidade oclusal da película deve estender-se cerca de 2,5 cm para além da superfície incisal/oclusal.

- A extremidade apical deve ficar encostada ao tecido palatino ou alveolar.

(c)   Angulação vertical

(d)   Angulação horizontal

(e)   Exposição da película - centrar o feixe de raios X na película para garantir que todas as áreas da película são expostas.

PROCEDIMENTO PASSO A PASSO - A exposição de uma película periapical utilizando a técnica de bissecção inclui:-

(a)   Preparação do doente

(b)   Preparação do equipamento

(c)   Colocação de filmes

(a) PREPARAÇÃO DO PACIENTE

- Eliminação de qualquer infeção

- Preparação da zona de tratamento

- Sentar o doente

- Preparar o doente para a exposição da película

(b) PREPARAÇÃO DO EQUIPAMENTO

Após a preparação do doente, deve ser efectuada a preparação do equipamento antes de expor quaisquer películas.

• Regulação dos factores de exposição na unidade de raios X de acordo com as recomendações do fabricante da película.

• Pode ser utilizado um cone curto (8") ou um cone longo (16") com a técnica de bissecção.

• Normalmente, é preferível um cone curto.

Sequência de exposição para a colocação das películas => com a técnica de bissecção, deve ser seguida uma ordem definida para a colocação e exposição das películas periapicais:-

(a) SEQUÊNCIA DE EXPOSIÇÃO ANTERIOR

• É utilizada película de tamanho 2

• São utilizadas um total de 6 colocações de película anterior na técnica de bissecção.

(a)   3 exposição do maxilar

(b)   3 exposição mandibular

• EM MAXILLA

(a)   Começar pelo canino superior direito

(b)   Expor todos os dentes anteriores do maxilar, da direita para a esquerda.

(c)   Terminar com o canino superior esquerdo.

- EM MANDIBLE

(a)   Começar pelo canino esquerdo mandibular.

(b)   Expor todos os dentes anteriores da mandíbula, da esquerda para a direita.

(c)   Terminar com o canino mandibular direito.

- A justificação para começar com a colocação anterior da película é o facto de a colocação anterior da película ter menos probabilidades de provocar o engasgamento do doente.

SEQUÊNCIA DE EXPOSIÇÃO POSTERIOR => após a colocação da película anterior, os dentes posteriores são expostos.

• A película do pré-molar é exposta I^{st} e depois a película do molar é exposta em cada quadrante.

• A razão para expor a película do pré-molar é a seguinte

(a)   A colocação da película pré-molar é mais fácil de tolerar pelo paciente.

(b)   A exposição de pré-molares é menos suscetível de evocar o reflexo de vómito.

• São utilizadas 8 colocações de películas posteriores na técnica de bissecção.

(a)   4 exposições maxilares

(b)   4 exposição mandibular

SEQUÊNCIA PERIAPICAL POSTERIOR RECOMENDADA

UTILIZANDO O MÉTODO DE SEGURAR COM OS DEDOS

a - Começar pelo quadrante direito do maxilar.

b - Expor a película pré-molar I^{st} e depois a película molar.

c - Deslocar o quadrante mandibular direito.

d - Expor a película pré-molar I^{st} e depois a película molar.

e - Passar para o quadrante esquerdo do maxilar.

f - Expor a película pré-molar I^{st} e depois a película molar.

g - Terminar com o quadrante mandibular esquerdo.

h - Expor a película do pré-molar Ist e terminar com a exposição da película do molar.

COLOCAÇÕES DE FILME=> é ditada pelos dentes e estruturas circundantes que devem ser incluídos nas radiografias resultantes.

* As colocações de filmes estão divididas em 2 categorias-

(a)   Colocação de películas anteriores

(b)   Colocação de películas posteriores

COLOCAÇÕES ANTERIORES DE FILME :- inclui

* 2 canino maxilar

* 1 exposição do incisivo maxilar

* 2 exposição do canino mandibular

* 1 exposição do incisivo mandibular

* A película de tamanho 2 é utilizada para todas as colocações de película anteriores e posicionada verticalmente

COLOCAÇÃO EM FILME POSTERIOR - inclui:-

* 2 exposições de pré-molares superiores

* 2 exposições dos molares superiores

* 2 exposições de pré-molares inferiores

* 2 exposições de molares mandibulares

* A película de tamanho 2 é utilizada para todas as colocações posteriores e é posicionada horizontalmente.

LINHAS DE ORIENTAÇÃO PARA A COLOCAÇÃO DE FILMES=>

• O lado branco da película está sempre virado para os dentes.

• As películas anteriores são sempre colocadas verticalmente.

• As películas posteriores são sempre colocadas horizontalmente.

• O bordo incisal/oclusal da película estende-se, no máximo, 1/8" para além dos dentes.

• Ao posicionar a película, centrá-la sempre sobre a zona a examinar.

• Quando o posicionamento do paciente é o dedo para estabilizar a película, instruir o paciente para empurrar suavemente a película contra a superfície lingual do dente.

COLOCAÇÕES PRESCRITAS PARA DENTES ANTERIORES NA TÉCNICA DE BISSECÇÃO:-

EXPOSIÇÃO DO INCISIVO SUPERIOR-

(a)	Campo de imagem - deve ser vista a totalidade da coroa e da raiz de 1 incisivo lateral e 1 incisivo central, incluindo os ápices dos dentes e a estrutura circundante.

(b)	Colocações em filmes:-

• Centrar o suporte da película e o pacote de película no contacto entre o incisivo central e o incisivo lateral.

• Colocar a película o mais afastado possível dos dentes.

• Instruir o doente para fechar lentamente o bloco de mordedura e fazer deslizar o anel de mira pelo braço indicador até à superfície da pele.

• Alinhe o PID com o anel de mira e exponha o filme.

EXPOSIÇÃO DO INCISIVO MANDIBULAR=>

Campo de imagem=> devem ser vistas as coroas e raízes completas de 4 incisivos mandibulares, incluindo os ápices dos dentes e as estruturas circundantes.

Colocações em filmes=>

- Centrar o suporte da película e o pacote de película no contacto entre 2 incisivos centrais.

- Colocar o filme o mais afastado possível.

- Como acima

EXPOSIÇÕES DO CANINO SUPERIOR-

Campo de imagem =>

- Toda a coroa e raiz do canino, incluindo o ápice e a área circundante, devem ser vistas na radiografia.

- O osso alveolar interproximal e o contacto mesial do canino também devem ser visíveis.

- As cúspides linguais do pré-molar I geralmente obscurecem o contacto distal do canino.

Colocação de filmes=>

- Centrar o suporte da película e o pacote de película no canino.

- Colocar a película o mais longe possível dos dentes.

- Instruir o doente para fechar lentamente o bloco no local e expor a película.

EXPOSIÇÃO DO CANINO MANDIBULAR -

Campo de imagem=> deve incluir toda a coroa e raiz do canino e a área circundante.

Colocações em filmes =>

- Centrar o filme e o pacote de filmes no canino.

- Colocar a película o mais afastado possível dos dentes.

- Instruir o doente para fechar lentamente o bloco de mordedura e fazer deslizar o anel de mira pelo braço indicador até à superfície da pele.

- Alinhe o PID com o anel de mira e exponha o filme.

EXPOSIÇÕES DE PRÉ-MOLARES SUPERIORES :-

Campo de imagem=>

- Todas as coroas e raízes dos pré-molares I^{st} e IInd e do molar I^{st}, incluindo os ápices da crista alveolar, a área de contacto e o osso circundante, devem ser visíveis.

- O contacto distal do canino maxilar deve ser visível nesta profecção. Colocação de películas

- Centrar o suporte da película e a bolsa da película no II pré-molar; o bordo anterior da película deve cobrir o canino.

- Colocar a película o mais longe possível dos dentes.

- Instruir o doente para fechar lentamente o bloco de mordedura e fazer deslizar o anel de mira pelo braço indicador até à superfície da pele.

- Alinhe o PID com o anel de mira e exponha o filme.

EXPOSIÇÕES DE PRÉ-MOLARES INFERIORES:-

Campo de imagem:-

- Toda a coroa e raízes do PM1 e IInd PM e I^{st} molar, incluindo ápices e crista alveolar.

- Zonas de contacto e arredores 3 um.

- Contacto distal do canino mandibular.

Colocação de filmes:-

- Centrar o suporte da película e o pacote de película no IInd pré-molar, a borda frontal da película deve estar alinhada com a mesial do canino.

- Posicionar o bordo superior da película paralelamente ao plano oclusal 1/8" para além dos bordos oclusais dos dentes.

- Instruir o doente para segurar a película com o dedo indicador e exercer uma ligeira pressão por trás da película na área onde os dentes se encontram com o tecido gengival.

- Estabelecer a angulação vertical correta através da bissecção do ângulo e da orientação do raio central perpendicular à bissetriz imaginária.

- Estabelecer a angulação horizontal correta, dissecando o raio central entre os contactos dos pré-molares.

- Posicionar o PID utilizando angulações verticais e horizontais corretas, centrar o PID sobre a película para evitar o corte do cone.

- Expor a película.

EXPOSIÇÃO DOS MOLARES SUPERIORES=>

Campo de imagem:-

- Todas as coroas e raízes dos I, II e III molares, incluindo os ápices e as cristas alveolares.

- Áreas de contacto, osso circundante.

- Região da tuberosidade.

Colocações em filmes:-

- Centrar o suporte da película e o pacote de película no 2nd molar.

- O bordo frontal da película deve estar alinhado com a linha média do II molar.

-

EXPOSIÇÃO DE MOLARES MANDIBULARES:-

- Centrar o suporte da película e o pacote de película no IInd molar, a borda frontal da película deve estar alinhada com a linha média do IInd pré-molar.

- Posicionar o bordo superior da película paralelamente ao plano oclusal, de modo a que 1/8" se estenda acima dos bordos oclusais dos dentes.

- Instruir o doente para segurar a película com o dedo indicador e exercer uma pressão ligeira mas firme por trás da película na área onde os dentes encontram o tecido gengival.

- Estabelecer a angulação horizontal e vertical correta.

- Posicionar o PID utilizando angulações verticais e horizontais corretas, centrar o PID sobre a película para evitar o corte do cone.

- Expor a película.

VANTAGENS DA TÉCNICA DA BISSECÇÃO=>

- A principal vantagem da técnica de bissecção é o facto de poder ser utilizada sem um suporte de película quando a anatomia do doente, como o palato raso ou o crescimento ósseo, impede o dispositivo de suporte de película.

- A técnica de bissecção diminuiu o tempo de exposição.

DESVANTAGENS DA TÉCNICA DA BISSECÇÃO=>

- As principais desvantagens da técnica da bissecção são

(a)   Distorção da imagem devido a um PID curto

(b)   Distorção dimensional

• Problemas de angulação

• Exposições desnecessárias.

TÉCNICA DA ASA DENTADA

A técnica da asa de mordida, também conhecida como técnica interproximal, é uma técnica -

(a)   Método para examinar as superfícies interproximais dos dentes.

(b)   Incluir as coroas dos dentes maxilares, dos dentes mandibulares e da crista alveolar na mesma película.

PRINCÍPIOS=> Os princípios básicos da técnica de bitewing podem ser descritos da seguinte forma: -

• A película é colocada na boca paralelamente às coroas dos dentes superiores e inferiores.

• A película é estabilizada quando o paciente morde a patilha de bitewing ou o suporte da asa de mordida.

• O raio central da radiografia é dirigido através dos contactos dos dentes utilizando uma angulação vertical de +10°.

TÉCNICA DE BITEWING=> Na técnica de bitewing para estabilizar a película:-

(a)   Suporte da asa de mordida

(b)   Pode ser utilizada uma lingueta de mordedura.

BITE WING FILM HOLDER=> Elimina a necessidade de o paciente estabilizar o filme, por exemplo, rinn xcp bitewing Instruments.

- Recomenda-se a utilização do instrumento Rinn XCP bitewing com colimador para exposições de asas dentadas.

Aba da asa de mordida=>

- Trata-se de uma alternativa ao dispositivo de fixação de película.

- Também conhecido como bite loop ou bite tab

- A lingueta de mordida é uma lingueta ou laço de papelão pesado colocado à volta de uma película peri-apical e utilizado para estabilizar a película durante as exposições.

Película=> A película para radiografia da asa de mordida está disponível nas seguintes categorias

(a)　Tamanho 0 Película:-

- Utilizado para examinar os dentes posteriores de crianças com dentição decídua.

- É sempre colocado com a parte longa da película na direção horizontal.

(b)　Tamanho 1 Filme:-

- É utilizado para examinar os dentes posteriores de crianças com dentição mista.

- A película de tamanho 1 é sempre colocada com a parte longa da película na direção horizontal.

- É também utilizada para examinar os dentes anteriores de adultos na região anterior. A película de tamanho 1 é sempre colocada com a parte longa da película na direção vertical.

(c)　Tamanho 2 Filme:-

- Utilizado para examinar os dentes posteriores em adultos.

- Pode ser utilizado na horizontal ou na vertical.

- Para a maioria das exposições de asas dentadas, é utilizado um filme de tamanho 2 com a parte longa do filme na direção horizontal.

- As exposições verticais de bite wing são obtidas colocando a parte longa do filme na direção vertical.

(d)   Tamanho 3 Filme:-

- A película de tamanho 3 é mais comprida e mais estreita do que a película normal de tamanho 2.

- Utilizado apenas para asas dentadas

- A película de tamanho 3 é colocada com a parte longa da película na direção horizontal.

Angulação do PID:-

- Na técnica de asa dentada, a angulação do PID é crítica.

- A angulação pode ser variada movendo o PID nos planos horizontal ou vertical.

- Os instrumentos de asa de mordida XCP com anel de mira ditam a angulação correta do PID.

Angulação horizontal=>

- Com uma angulação horizontal correta, o raio central é dirigido perpendicularmente à curvatura da arcada e através das áreas de contacto dos dentes.

- As áreas de contacto na radiografia (exposta) parecem abertas.

- Uma angulação horizontal correta resulta em áreas de contacto sobrepostas. Angulação vertical=>

- Na técnica da asa dentada, a angulação vertical pode ser positiva ou negativa.

- É medido em graus no exterior da cabeça do tubo.

- Se o PID for colocado acima do plano oclusal e o raio central estiver direcionado para baixo, a angulação vertical é denominada positiva (+ve).

- Recomenda-se uma angulação vertical de +10 para a radiografia de asa de mordida, que é utilizada para compensar a ligeira curvatura da parte superior da película e a ligeira inclinação dos dentes superiores.

- A angulação vertical correta resulta em distorção da imagem.

REGRAS BÁSICAS NA RADIOGRAFIA DA ASA DE MORDIDA=>

- Colocação da película=> A película deve ser posicionada de modo a cobrir a área prescrita dos dentes a .

- Posição do filme =>

- A película deve ser posicionada paralelamente às coroas dos dentes superiores e inferiores.

- A película tem de ser estabilizada quando o paciente morde a patilha da asa de mordida/o suporte da asa de mordida.

- Angulação vertical=> O raio central do feixe de raios X deve ser direcionado para +10°

- Angulação horizontal=> O raio central do feixe de raios X tem de ser dirigido através das áreas de contacto entre os dentes.

- Filme - Exposição=> O feixe de raios X deve ser centralizado no filme para garantir que todas as áreas do filme sejam expostas. A não centralização do feixe de raios X resulta em uma imagem parcial no filme ou no corte cônico.

PROCEDIMENTO PASSO A PASSO=>

Entre eles: -

(a)   Preparação do doente

(b)   Preparação do equipamento

(c)   Métodos de colocação de filmes

DO PACIENTE =>

• Antes de expor qualquer radiografia de asa de mordida, é efectuado o controlo da infeção.

• Preparação da zona de tratamento.

• Explicar brevemente ao doente o procedimento radiográfico.

• Posicionar o doente na posição vertical na cadeira.

• Ajustar o apoio de cabeça para apoiar e posicionar a cabeça do doente.

• A arcada superior é paralela ao chão e o plano médio-sagital deve ser perpendicular ao chão.

• Retirar todos os objectos da boca.

PREPARAÇÃO DO EQUIPAMENTO-

• Definir os factores de exposição.

• Na unidade de raios X, pode ser utilizado um cone curto (8") ou um cone longo (16") com a técnica da asa dentada.

• Se o suporte da película for utilizado com a técnica da asa dentada, abrir a embalagem esterilizada que contém o suporte da película.

SEQUÊNCIA DE EXPOSIÇÃO PARA COLOCAÇÃO DE PELÍCULA=>

• Com a técnica da asa dentada, deve ser seguida uma sequência de exposição para a colocação e exposição da película.

- O número de películas de asa dentada necessárias baseia-se em

(a)   Curvatura do arco

(b)   N.º de dentes presentes nas zonas posteriores.

- Nos doentes que necessitam de uma radiografia de asa de mordida, recomenda-se apenas a seguinte sequência de exposição para cada lado da boca:-

(a)   Expor a asa de mordida do pré-molar Ist para evitar o reflexo de vómito.

(b)   Expor a asa de mordida do molar em último lugar.

- Nos doentes que necessitam de uma radiografia periapical e de uma radiografia da asa da mordida, recomenda-se a seguinte sequência de exposição

(a)   Expor todas as películas periapicais anteriores Ist.

(b)   Seguir com filmes periapicais posteriores.

(c)   Terminar com exposições de asas dentadas.

Colocação do filme=> Ao expor filmes de asa dentada, cada exposição tem uma colocação de filme prescrita.

DIRECTRIZES PARA A COLOCAÇÃO DE FILMES=>

- O lado branco da película está sempre virado para o dente.

- As películas anteriores são sempre colocadas verticalmente.

- As películas posteriores são sempre colocadas horizontalmente.

- O bordo incisal/oclusal da película deve estender-se aproximadamente 1/8" para além dos dentes.

- Ao posicionar a película, centrar sempre a película sobre a zona a examinar.

- Ao posicionar o dedo do paciente para estabilizar a película, instruir o paciente para empurrar suavemente a película contra a superfície lingual do dente.

- Nos procedimentos passo a passo que se seguem para as exposições de asas de mordida de pré-molares e molares, a película é colocada após a definição das angulações vertical e horizontal.

PROJECÇÃO DA ASA DE MORDIDA DO PRÉ-MOLAR

- Campo de imagem=> Inclui

(a) Porção distal do canino mandibular anteriormente.

(b) Mostra igualmente as coroas dos dentes pré-molares maxilares e mandibulares. Colocação de filme=>

- Colocar a película entre a língua e os dentes, a uma distância suficiente da superfície lingual dos dentes para evitar a interferência do palato no fecho e paralela aos eixos longos dos dentes.

- O bordo anterior da película deve ultrapassar a área de contacto entre o canino mandibular e o [primeiro] pré-molar.

- Manter a película no sítio até a boca do doente estar completamente fechada.

- Segurar a película durante o fecho evita que esta seja deslocada distalmente. Projeção do raio central=>

- Ajustar a angulação horizontal do cone para projetar o raio central para o centro da película através das áreas de contacto dos pré-molares.

- Para compensar a ligeira inclinação da película contra a mucosa palatina, a angulação vertical deve ser de +5°.

Ponto de entrada=> O raio central entrará na linha de oclusão no ponto de contacto entre o IInd pré-molar e o Ist molar.

PROJECÇÕES DAS ASAS DE MORDIDA DOS MOLARES

Campo de imagem=> deve aparecer:-

(a) Superfície distal do molar erupcionado mais posterior.

(b) Igualmente coroa de molares maxilares e mandibulares. Película - colocação=>

• A película é colocada entre a língua e os dentes, até à parte lingual.

• A margem distal da película deve estender-se ½ mm para além do molar erupcionado mais posterior.

• Quando se utiliza o instrumento XCP, os ajustes de angulação horizontal são feitos colocando a barra guia paralela à direção do raio central para abrir a área de contacto entre os molares Ist e II$^{(nd)}$.

Projeção do raio central=>

• Projetar o raio central para o centro da película e através do contacto dos molares superiores Ist e II$^{(nd)}$.

• Inclinar ligeiramente o raio central em relação ao anterior, porque os contactos dos molares não estão normalmente orientados em ângulo reto em relação às superfícies vestibulares dos três dentes.

• Recomenda-se uma angulação vertical de +10°.

Ponto de entrada=> O raio central deve entrar na bochecha abaixo do canto lateral do olho, ao nível do plano oclusal.

RADIOGRAFIAS VERTICAIS DA ASA DE MORDIDA

• Uma asa de mordida vertical pode ser utilizada para examinar o nível de osso alveolar na boca.

• A asa dentada vertical é colocada com a parte longa da película na direção vertical.

• Estas asas de mordida são frequentemente utilizadas como filme pós-tratamento ou de acompanhamento de pacientes com perda óssea devido a discussão periodontal.

• É indicada quando existe uma perda óssea alveolar moderada a extensa.

• Os princípios da colocação da película e da orientação da radiografia são os mesmos que para as projecções horizontais das asas de mordida.

UTILIZAÇÕES DAS RADIOGRAFIAS DE ASA DE MORDIDA=>

• Para a deteção de cáries interproximais em fases iniciais.

• Para detetar cáries secundárias por baixo das restaurações.

• Avaliação da condição periodontal.

• Para detetar depósitos de cálculo na área interproximal

<u>TÉCNICA OCLUSAL</u>

A técnica oclusal é uma técnica radiográfica suplementar que é normalmente utilizada em conjunto com as radiografias periapicais ou de asa de mordida.

PRINCÍPIOS=> Os princípios básicos da técnica oclusal podem ser descritos do seguinte modo

• A película é posicionada com o lado branco virado para o arco que está a ser exposto.

• A película é colocada na boca entre as superfícies oclusais dos dentes maxilares e mandibulares.

- A película é estabilizada quando o paciente morde suavemente a superfície da película.

PROCEDIMENTOS PASSO A PASSO:- Inclui:-

(a) Preparação do doente

(b) Preparação do equipamento

(c) Métodos de colocação de filmes

PREPARAÇÃO DO PACIENTE=>

- Explicar brevemente ao doente o procedimento radiográfico.

- Posicionar o doente na posição vertical na cadeira.

- Ajustar o apoio de cabeça e posicionar a cabeça do doente.

PARA PELÍCULA OCLUSAL DO MAXILAR=>

A cabeça do doente deve ser posicionada de modo a que o arco superior fique paralelo ao chão e o plano médio-sagital seja perpendicular ao chão.

PARA PELÍCULAS OCLUSAIS MANDIBULARES=>

A cabeça do doente deve ser reclinada e posicionada de modo a que o plano oclusal fique perpendicular ao chão.

- Remover todos os objectos da boca, por exemplo: dentaduras, retentores. Preparação do equipamento=>

- Definir os factores de exposição como KV, miliamperagem e tempo na unidade de raios X.

- É utilizada uma angulação PID de cone curto (8") ou de cone longo (16").

Métodos de colocação da película=> A colocação da película para a radiografia oclusal é descrita do seguinte modo

PROJECÇÕES OCLUSAIS MAXILARES

(1) PROJECÇÃO OCLUSAL ANTERIOR DO MAXILAR

Campo de imagem=> Os principais campos desta projeção incluem

- Maxila anterior e sua dentição

- Pavimento anterior da fossa nasal

- Dentes de canino a canino Colocação da película=>

- Ajustar a cabeça do doente de modo a que o plano sagital fique perpendicular e o plano oclusal fique horizontal ao chão.

- Colocar a película na boca com o lado de exposição virado para o maxilar, com o bordo posterior a tocar nos ramos e com a dimensão longa da película perpendicular ao plano sagital.

- O doente estabiliza a película fechando suavemente a boca ou exercendo uma ligeira pressão bilateral com o polegar.

Projeção do raio central=> Orientar o raio central através da ponta do nase para o meio da película com uma angulação vertical de aproximadamente 45° e uma angulação horizontal de ZERO graus.

Ponto de entrada=>

O raio central entra no rosto do doente aproximadamente através da ponta do nariz

PROJECÇÃO OCLUSAL MAXILAR EM CORTE TRANSVERSAL

Campo de imagem=> Esta projeção mostra

- Paladar

- Processos zigomáticos da maxila

- Aspectos anteroinferiores de cada antro

- Canal nasolacrimal

- Dentes de segundo molar a segundo molar

- Septo nasal Colocação de películas=>

- Sentar o doente na posição vertical, com o plano sagital perpendicular ao chão e o plano oclusal horizontal.

- Planear a película, com a sua dimensão longa perpendicular ao plano sagital transversalmente na boca.

- Empurrar suavemente a película para trás até entrar em contacto com a borda anterior dos ramos mandibulares.

- O doente estabiliza a película fechando suavemente a boca.

Projeção do raio central=>

- Dirigir o raio central com uma angulação vertical de +65°.

- Uma angulação horizontal de 0°

- Na ponte do nariz, logo abaixo do násio, em direção ao meio da película.

Ponto de entrada=>

Os raios centrais entram no rosto do doente através da ponte do nariz.

PROJECÇÃO OCLUSAL LATERAL DO MAXILAR

Campo de imagem=> Esta projeção mostra:-

- Um quadrante do rebordo alveolar do maxilar.

- Aspeto inferolateral do antro.

- Tuberosidade

- Dentes do incisivo lateral ao 3 molar contralateral.

- O processo zigomático da maxila sobrepõe-se às raízes dos dentes molares. Colocação de películas=>

- Colocar a película com o seu eixo longo paralelo ao plano sagital e no lado de interesse, com o lado do tubo virado para o lado do maxilar em questão.

- Empurrar a película posteriormente até tocar no ramo.

- Posicionar o bordo lateral paralelo às superfícies vestibulares dos dentes posteriores, estendendo-se lateralmente cerca de 1 cm para além da cúspide vestibular.

- Pedir ao doente para fechar suavemente para manter a película em posição.

Projeção do raio central=>

Orientar o raio central com uma angulação vertical de +60° para um ponto 2 cm abaixo do canto lateral do olho, dirigido para o centro da película.

Ponto de entrada=> O raio central entra num ponto aproximadamente 2 cm abaixo do canto lateral do olho.

PROJECÇÕES OCLUSAIS MANDIBULARES

PROJECÇÕES OCLUSAIS MANDIBULARES ANTERIORES =>

Campo de imagem=> Esta projeção inclui:-

- Porção anterior da mandíbula

- Dentição de canino a canino Colocações de películas=>

- Sentar o doente inclinado para trás de modo a que o plano oclusal fique 45º acima da horizontal.

- Colocar a película na boca com o eixo longo perpendicular ao plano sagital e empurrá-la para trás até tocar nos ramos.

- Centrar a película com o lado dos seixos ou do tubo virado para baixo.

- Pedir ao doente para morder ligeiramente para manter a película em posição.

Projeção do raio central=>

Orientar o raio central com uma angulação de -10o através do ponto do queixo em direção ao meio da . Isto dá ao raio -55o de angulação em relação ao plano da película.

Ponto de entrada=>

O ponto de entrada do raio central situa-se na linha média através da ponta do queixo.

PROJECÇÃO OCLUSAL LATERAL MANDIBULAR

Campo de imagem=> Inclui:-

- Tecido mole de metade do pavimento da boca.

- Placas corticais vestibular e lingual de metade da mandíbula.

- Dentes desde o incisivo lateral até ao 3 molar contra-lateral. Colocação da película =>

- Sentar o doente numa posição semi-reclinada com a cabeça inclinada para trás.

- A linha ala-tragus deve ser quase perpendicular ao chão.

- Colocar a película na boca, com o seu eixo longo inicialmente paralelo ao plano sagital, com o lado com seixos virado para a mandíbula.

- Colocar a película o mais para trás possível.

- Deslocar o eixo longo para vestibular (Rt/Lt) de modo a que os bordos laterais da película fiquem paralelos às superfícies vestibulares dos dentes posteriores e se estendam lateralmente cerca de 1 cm.

Projeção do raio central=>

Dirigir o raio central perpendicularmente ao centro da película através de um ponto abaixo do queixo, cerca de 3 cm posterior ao ponto do queixo e 3 cm lateral à linha média.

Ponto de entrada=>

O ponto de entrada do raio central situa-se por baixo do queixo, cerca de 3 cm posterior ao queixo e cerca de 3 cm lateral à linha média.

PROJECÇÕES OCLUSAIS MANDIBULARES EM CORTE TRANSVERSAL

Campo de imagem:- Esta projeção inclui:-

- Tecido mole do pavimento da boca.

- Placas lingual e bucal da mandíbula do segundo molar ao II molar

- Ao examinar o pavimento da boca, por exemplo, para detetar sialólitos, o tempo de exposição deve ser reduzido para metade do tempo utilizado para criar uma imagem da mandíbula.

Colocação de filmes=>

- Sentar o doente numa posição semi-reclinada com a cabeça inclinada para trás, de modo a que a linha do trago fique quase perpendicular ao chão.

- Colocar a película na boca com o seu eixo longo perpendicular ao plano sagital e com o lado do tubo virado para a mandíbula.

- O bordo anterior deve estar aproximadamente 1 cm para além dos incisivos centrais inferiores.

• Peça ao doente para morder suavemente a película para a manter na posição correta.

Projeção do raio central=>

Raio central direto na linha média através do pavimento da boca, aproximadamente 3 cm abaixo do queixo, em ângulo reto com o centro da película.

Ponto de entrada=> O ponto de entrada do raio central situa-se na linha média através do pavimento da boca, aproximadamente 3 cm abaixo do queixo.

UTILIZAÇÕES DA RADIOGRAFIA OCLUSAL =>

A radiografia oclusal pode ser utilizada para os seguintes objectivos

• Para localizar raízes retidas de dentes extraídos.

• Para localizar dentes supranumerários, não irrompidos ou impactados.

• Para localizar corpos estranhos na maxila ou na mandíbula.

• Para localizar cálculos nos ductos salivares da glândula submandibular.

• Localizar e avaliar a extensão de lesões (quistos, tumores, tumores malignos) na maxila ou na mandíbula.

• Avaliar os limites do seio maxilar.

• Para avaliar a fratura da maxila ou da mandíbula.

• Para ajudar nos exames de pacientes que não conseguem abrir a boca mais do que alguns milímetros.

• Examinar a zona da fenda palatina.

• Para medir alterações no tamanho e na forma da maxila ou da mandíbula.

Capítulo 3

MARCOS ANATÓMICOS NORMAIS DOS MAXILARES

I. MARCOS ANATÓMICOS DA MANDÍBULA

a. Pontos de referência radiolucentes

b. Pontos de referência radiopacos

II. REFERÊNCIAS ANATÓMICAS DO MAXILAR

a. Pontos de referência radiolucentes

b. Pontos de referência radiopacos

III. PONTOS DE REFERÊNCIA COMUNS AOS DOIS MAXILARES

a. Radiolucencis

b. Radiopacidades

PONTOS DE REFERÊNCIA RADIOLÚCIDOS DA MANDÍBULA

1. FORAME MANDIBULAR

Situa-se normalmente na superfície medial do ramo, imediatamente acima e posteriormente ao ponto médio do ramo. Recebe o nervo e a artéria alveolares inferiores. Raramente é visto em filmes periapicais, mas pode ser frequentemente identificado em OPGs e filmes oblíquos laterais. Raramente tem mais de 1 cm de diâmetro e o seu contorno varia de triangular a oval ou em forma de funil. Pode ser identificada positivamente pela sua ocorrência bilateral e pela sua associação com o canal mandibular que passa a partir dela numa direção antero inferior. Frequentemente, a língula pode ser detectada como uma opacidade radioactiva cónica e linear com o ápice dirigido para cima e para trás.

2. CANAL MANDIBULAR (CANAL DENTÁRIO INFERIOR / ALVEOLAR)

Pode ser visto numa OPG ou numa vista periapical da região molar. O canal aparece como um canal relativamente radiolúcido, delimitado por linhas radiopacas finas e definidas (osso clínico) em todo o seu comprimento. Passa antero-inferiormente do forame mandibular até um ponto onde parece varrer para cima para se encontrar com o forame mental. Ocasionalmente, vê-se que se estende a alguma distância antero-inferiormente do forame mental, onde é chamado de canal incisivo. A largura do canal varia consideravelmente de pessoa para pessoa. Normalmente, a largura é bastante uniforme em todo o seu comprimento, mas partes localizadas podem ser mais largas. Na ausência de sintomas, pode presumir-se que estas variações não têm significado. A posição do canal também varia. Alguns canais estão próximos à borda inferior da mandíbula, enquanto outros estão logo abaixo dos ápices dos molares. Anatomicamente, o canal situa-se num plano vestibular em relação aos ápices das raízes, pelo que, embora os ápices pareçam projetar-se para dentro do canal, normalmente existe uma separação entre eles. Quando uma raiz invagina a parede superior do canal mandibular, o lúmen do canal é estreitado localmente e, em seguida, o osso é encontrado para separar a raiz do lúmen do canal. A entrada efectiva de uma raiz no lúmen é rara, na ausência de doença. Nestes casos, não existe osso entre a raiz e o conteúdo do canal.

3. FORAMEN MENTAL

O forame mental permite a saída dos ramos mentais da artéria e do nervo mandibular. Geralmente pode ser localizado numa radiografia peri-apical da área dos pré-molares. A sua posição é muito variável - o local mais comum é no ápice ou logo abaixo do ápice do 2nd pré-molar, ou um pouco mesial a ele, às vezes pode ser visto mais perto do ápice do 1st pré-molar. O forame mental é dirigido para cima, para fora e para trás. Devido a essa indicação para o feixe de raios X, a aparência radiográfica do forame é a de uma área de radiolucência de definição variável, sem sombra cortical definida. Pode ser oval, arredondado ou de forma irregular. A sombra do forame mental pode ser sobreposta à sombra do ápice de um pré-molar, simulando uma patologia periapical. Nesses casos, o estudo cuidadoso da radiografia revelará uma lâmina dura intacta ao redor do ápice. Em projecções oclusais, o forame aparece como uma fenda escura na placa exterior da mandíbula, em casos de mandíbula com uma margem cortical óssea branca.

A porção ascendente do canal mandibular que vai desde a bifurcação no tronco principal até ao forame mental pode parar antes do forame, ou expandir-se acentuadamente à medida que se estende até ao forame, ou expandir-se verticalmente ou ter uma convexidade anterior ou posterior, e o osso na concavidade pode estar acentuadamente aumentado em densidade, não devendo ser confundido com uma patologia.

4. FORAME LINGUAL

Pode ser visto frequentemente em vistas periapicais dos incisivos centrais inferiores. Está localizado bem abaixo dos ápices desses dentes, na linha média, e geralmente é circundado por um anel radiopaco proeminente de osso cortical, que representa os tubérculos geniais. Ocasionalmente, podem estar presentes dois ou mais forames. Os ramos incisivos da artéria alveolar inferior saem neste ponto para irrigar a gengiva incisiva lingual.

5. SOMBRA DO AERÓDROMO

A sombra das vias aéreas nasofaríngeas e orofaríngeas é observada nas radiografias cefalométrica e oblíqua lateral, e bilateralmente na OPG. Trata-se de radiolucências que se estendem no sentido infero-posterior ao longo do ângulo da mandíbula, imediatamente a seguir à região molar.

6. FOSSA SUBMANDIBULAR (FOSSA SUBMAXILAR)

É uma área côncava no lado lingual da mandíbula abaixo da área molar. Acomoda a glândula salivar sub-mandibular e apresenta-se normalmente como uma área mal definida, relativamente radiolúcida, de comprimento e altura variáveis.

7. FOSSA SUBLINGUAL

Situa-se na face interna da mandíbula, abaixo da região dos cúspides, e estende-se para a frente e para trás em extensões variáveis. A sua sombra é relativamente radiolúcida e pode, por vezes, sugerir um processo patológico. Nestes casos, a ausência de qualquer interferência com o aspeto normal e a continuidade da lâmina dura sugerem que a sombra não é tão suscetível de ser anormal.

8. SÍNFISE DA LINHA MÉDIA

A sínfise da linha média mandibular está presente à nascença e pode ser vista como uma sombra linear vertical escura, normalmente com uma largura não superior a 1 mm. Em alguns bebés há uma maior largura na extremidade inferior da sutura e, nesses casos, podem ser vistas pequenas ilhas de osso chamadas ossículos mentais. Por vezes, ainda está parcialmente presente na puberdade ou mais tarde, representando uma variação anatómica normal ou uma fenda mandibular.

9. SOMBRAS RADIOLÚCIDAS NO RAMO ASCENDENTE

Em algumas radiografias, o processo coronoide tem um centro radiolucente, o que é um aspeto normal. Existe uma depressão anatómica no aspeto medial ou lateral do processo coronoide que produz uma sombra escura. Uma outra depressão encontra-se atrás da base do processo e no aspeto medial da incisura sigmoide. As sombras destas duas depressões podem ser confundidas com anomalias.

Na porção inferior da face lateral do ramo, existe frequentemente uma depressão para a fixação do músculo masseter. O músculo pterigóideo medial é fixado na face interna do ângulo do ramo, onde frequentemente existe uma depressão.

Quando estas duas depressões coincidem, pode estar presente nesta região uma sombra radiolúcida marcada que não deve ser confundida com doença.

PONTOS DE REFERÊNCIA RADIOPACOS MANDÍBULA-

1. PROCESSO CORONÓIDE

O processo coronoide varia acentuadamente em diferentes pessoas quanto ao comprimento, forma e tamanho. Normalmente tem a forma de um cone, com o ápice direcionado para cima e para a frente. É frequentemente visível nas radiografias da região dos 2 [nd] e 3 [rd] molares superiores, por vezes aparecendo abaixo da margem alveolar e outras vezes bem acima do processo alveolar e sobrepondo-se à sombra do antro. A sua densidade pode variar e, quando é uma sombra bem definida e densamente branca, é suscetível de ser confundida com um dente ou uma raiz retida.

2. CONDYLE

O côndilo é visível em oblíquo lateral, OPG, vistas da ATM, PA e vistas reversas de Towne. A superfície articular do côndilo é normalmente convexa, mas por vezes pode apresentar uma superfície plana e biselada no aspeto anterior do côndilo, que corresponde ao local de aproximação do côndilo à superfície posterior da eminência. Esta pode ser uma variação anatómica normal, mas é por vezes o resultado de artrite degenerativa. O colo do côndilo pode ser reto e dirigido para cima e para trás ou pode apresentar uma concavidade no colo.

3. CRISTA OBLÍQUA EXTERNA:

É uma continuação da borda anterior do ramo, que passa para a frente e para baixo sobre a superfície externa do corpo da mandíbula. É vista como uma linha radiopaca proeminente que atravessa a região molar. Na mandíbula edêntula, após a reabsorção do processo alveolar, o bordo oblíquo externo pode delinear o bordo superior do corpo da mandíbula na região molar.

4. CRISTA MILOHIÓIDE

A crista mio-hioide origina-se na porção medial do ramo e passa para a frente e para baixo atrás do terceiro molar, sobre a superfície lingual da mandíbula, terminando por desaparecer gradualmente na porção inferior do processo alveolar no corpo mandibular na região bicúspide. Liga-se ao músculo milo-hióideo.

É mais claramente observada na sua porção posterior, onde é mais proeminente cruzando a região retromolar e molar inferior e correndo aproximadamente paralela à crista oblíqua externa. Por vezes, a crista milo-hioideia estende-se até à linha média e, nesses casos, pode ser visualizada como uma linha radiopaca estreita e ténue que se estende dos ápices dos molares para a frente até à região abaixo dos ápices dos incisivos.

5. CUMEEIRA OBLÍQUA INTERNA

Uma crista que surge na superfície medial do processo cornoide estende-se para baixo até atingir o aspeto anteromedial do ramo, onde se torna a crista oblíqua interna.

Pode parar na face posterior do terceiro molar, ou continuar como a crista milo-hióidea. Alguns autores consideram que a crista oblíqua interna é superior à crista milo-hióidea e consiste numa plataforma de osso espessado da crista alveolar lingual na região mandibular. Em qualquer dos casos, pode ser observada como uma linha radio-opaca que atravessa os molares inferiores e se situa abaixo da crista oblíqua externa.

6. CUME MENTAL

A crista mental ou triângulo mental localiza-se na face externa inferior da porção anterior do corpo da mandíbula. Estende-se desde a região dos pré-molares de cada lado até à sínfise e varre incisalmente, formando uma espessa opacidade radiofónica em forma de V invertido, inferior ou sobreposta aos ápices dos dentes anteriores da mandíbula. Por vezes, pode ser difícil diferenciar a crista dos limites anteriores da crista milo-hióidea.

7. TUBÉRCULO GENIAL

Trata-se de uma elevação situada na superfície interna da mandíbula, na sínfise, a meio caminho entre o bordo superior e inferior. Pode variar de 1 a 4. Nas radiografias periapicais, aparece como uma opacidade radioactiva de forma aproximadamente anelar, no centro da qual se encontra uma pequena mancha escura que representa o forame lingual para a transmissão de vasos. Nas radiografias oclusais mandibulares, o tubérculo geniano é visto como uma protuberância única ou múltipla na superfície medial da mandíbula, na região sinfisária.

PONTOS DE REFERÊNCIA RADIOLÚCIDOS DO MAXILAR

1. SUTURA INTERMAXILAR

A sutura entre os ossos maxilares direito e esquerdo pode ser identificada como uma linha radiolúcida vertical fina na linha média que se estende desde a crista alveolar entre os incisivos centrais até ao aspeto posterior do palato. Normalmente, tem uma largura uniforme e é delineada por duas finas linhas verticais radiopacas de cada lado, que representam o osso cortical que reveste as margens da sutura. A margem corticada pode, por vezes, ser mal definida ou interrompida. Esta sutura geralmente funde-se mais tarde na vida e deixa de ser visível na radiografia.

2. FORAME INCISIVO, CANAL INCISIVO, FORAMES SUPERIORES DO CANAL INCISIVO

O forame incisivo ou o forame palatino anterior transmite os nervos e vasos nasopalatinos. É frequentemente visto em filmes oclusais maxilares e filmes periapicais dos incisivos centrais superiores. A sombra radiolúcida do forame incisivo ocupa quase sempre uma posição na linha média da maxila, ao nível ou acima das raízes dos incisivos centrais, mas também pode ser vista entre as raízes dos dentes, mais perto da crista alveolar. A sua forma é muito variável . Pode ser redondo, oval, em forma de cabeça, em forma de diamante ou em forma de pera invertida, ou pode ser substituído por 4 forames pequenos numa disposição em forma de diamante. As margens dos forames são variáveis, variando de bem definidas, com bordas corticadas, a mal definidas, com pouco ou nenhum córtex. O tamanho varia de 2 mm a 1 cm ou mais. A sombra do forame pode ser projectada para um lado da linha média se não forem utilizadas as angulações horizontais adequadas durante a exposição da película.

Quando o forame e o ápice de um incisivo normal são sobrepostos por projeção radiográfica, a lâmina dura, ao redor do ápice desse dente, estará intacta. Também parece haver um aumento na largura da sombra da membrana periodontal confinada à porção sobreposta da raiz. Trata-se apenas de um efeito de projeção e não deve ser mal interpretado. Em caso de dúvida, deve ser feita outra radiografia de um ângulo diferente. Para que a sombra do forame possa ser projectada para longe do dente. Os canais incisivos (canal naso-palatino ou palatino anterior) que terminam no forame incisivo serão ocasionalmente vistos em filmes peri-apicais dos incisivos centrais. As suas sombras radiolucentes variam em largura e comprimento e podem ser vistas a convergir da fossa nasal em direção ao forame. A imagem do forame superior do canal incisivo pode ser vista no assoalho da fossa nasal, ao longo do septo. Podem ser projectados nos ápices de qualquer um dos dentes incisivos, provocando uma impressão de patologia periapical.

3. NASAL FOSSAE

O aspeto inferior das fossas nasais é visto na radiografia periapical das regiões dos incisivos e caninos. Aparecem como radiolucências gémeas separadas pelo septo nasal radiopaco e assemelham-se à letra "W" com as margens inferiores gravadas. As margens das fossas são revestidas por osso compacto, pelo que as sombras escuras das fossas são revestidas por uma linha branca estreita.

4. DUCTO NASOLACRIMAL

A sombra das extensões orbitais dos ductos naso-lacrimais aparece na radiografia oclusal maxilar projectada no palato duro posterior por volta da área do 1° ou 2° molar como uma radiolucência bilateral relativamente grande, bem definida por limites radiopacos nítidos. A sua posição é normalmente na junção das linhas radiopacas que representam os seios maxilares e a fossa nasal. Normalmente não é revelada na radiografia periapical, mas pode tornar-se visível quando é utilizada uma película oclusal grande com uma angulação acentuada dos raios.

5. O ANTRO MAXILAR

A sombra do antro maxilar não é visível na radiografia intra-oral. Até cerca dos 4 anos de idade, radiograficamente é visto como uma radiolucência bem definida com uma borda radiopaca fina e nítida de osso cortical. O seio ocorre bilateralmente e a sua extensão antero-posterior vai desde a tuberosidade até à zona dos pré-molares. Por vezes, o seu limite anterior estende-se até à raiz do canino ou mesmo aos incisivos laterais. Quando a parede anterior do antro encontra o assoalho da fossa nasal, aparece uma sombra em forma de "Y" invertido, os membros divergentes do Y representando a parede antral e o córtex anterior da fossa nasal e a perna do último representando o córtex lateral da fossa nasal passando para trás até a extremidade faríngea. Isto tem algum valor na diferenciação de quistos dentários na região, que tenderão a obliterar a sombra.

A posição da sombra do pavimento é variável. Pode ser vista acima das raízes dos pré-molares e molares, ou pode mesmo estender-se até à crista alveolar. O assoalho pode ser visto como uma única curva suave, ou como uma série de curvas separadas, dando uma aparência ondulada. Alguns assoalhos antrais mergulham entre as raízes dos dentes adjacentes, de modo que a raiz parece invaginar o antro. Mas na ausência de doença, uma fina camada de osso separa as raízes do antro. Assim, a lâmina dura intacta pode ser vista ao redor das raízes. O antro maxilar é parcialmente subdividido em lóculos por um ou mais septos ósseos que surgem das paredes medial e lateral do seio. Os septos aparecem como linhas brancas finas, rectas ou curvas, que se estendem mais ou menos verticalmente a partir do pavimento antral. As sombras dos septos podem por vezes simular as sombras dos quistos dentários. Frequentemente, uma ou mais linhas escuras estreitas, por vezes com bordos corticados, são observadas na sombra antral. Estas linhas representam os sulcos para os nervos e vasos maxilares superiores e ajudam a distinguir o antro de um quisto ou de outra patose.

6. FORAME PALATINO MAIOR

Raramente, este forame pode ser visto como uma radiolucência redonda ou ovoide perto dos ápices dos 2 [nd] e 3 [rd] molares superiores.

ESTRUTURAS RADIOPACAS NO MAXILAR

1. SEPTO NASAL E LIMITES DAS FOSSAS NASAIS

O septo nasal é visto em filmes oclusais maxilares e em filmes periapicais dos incisivos centrais superiores, posicionado superiormente aos ápices desses dentes. Aparece como uma sombra vertical larga, cinzenta ou branca, que separa as duas fossas nasais, podendo desviar-se ligeiramente da linha média.

As fossas nasais são revestidas por osso compacto, que, juntamente com o septo nasal, aparecem nas radiografias como uma sombra radiopaca com a forma da letra "W". Os ossos dos cornetos inferiores podem ser vistos como uma sombra cinzenta nebulosa que surge das paredes laterais de ambas as fossas nasais.

2. NARES

A imagem das narinas é por vezes sobreposta à imagem do osso alveolar em filmes periapicais anteriores, levando a uma impressão de aumento da densidade óssea nas áreas da sobreposição.

4. ESPINHA NASAL ANTERIOR

É visto na linha média inferior ao septo nasal como uma pequena sombra branca em forma de "V". Quando é projetado sobre o forame incisivo, o forame adquire uma aparência em forma de coração.

5. PAREDES, PAVIMENTO E SEPTO DO ANTRO MAXILAR.

6. OSSO ZIGOMÁTICO

A porção inferior do processo zigomático da maxila e o osso zigomático aparecem em radiografias periapicais da área dos molares superiores como uma sombra radioopaca em forma de U. A extensão da sombra varia desde a área do segundo pré-molar até [ao] primeiro molar, estendendo-se para trás, normalmente para além dos limites da película. O grau de convexidade da sombra, bem como a sua relação com as raízes dos dentes, são variáveis. Quando a arcada do palato é plana, os raios X são inclinados mais acentuadamente, de modo que a imagem do osso zigomático incide sobre as raízes dos dentes e as obscurece. Com o palato alto e arqueado, os raios X são direcionados mais horizontalmente. Assim, as linhas de sombra ficam bem acima das sombras das raízes dos molares. O seio maxilar pode estender-se até ao osso zigomático, acentuando ainda mais a forma de "U" da sombra.

7. PLACAS PTERIGÓIDES E PROCESSO HAMULAR

As placas pterigóides do osso esfenoide encontram-se atrás da tuberosidade do maxilar e, por vezes, tornam-se visíveis nas radiografias periapicais da região do terceiro molar superior como sombras relativamente cinzentas sem qualquer evidência de estrutura óssea. O espaço escuro em forma de cone que separa a tuberosidade das placas pterigóides é a fissura pterigomaxilar. As placas pterigóides mesiais dão origem ao processo hamular, que pode ser visto atrás da tuberosidade. O seu comprimento, espessura e densidade são variáveis e as suas pontas podem situar-se acima, ao nível ou abaixo da crista alveolar

8. PROCESSO CORONÓIDE

Apesar de pertencer à mandíbula, aparece frequentemente na radiografia da região do 3º molar.

PONTOS DE REFERÊNCIA RADIOLUCENTES COMUNS A AMBOS OS MAXILARES

1. CÂMARA PULPAR E CANAL RADICULAR:

A câmara pulpar e o canal radicular são vistos como uma sombra escura dentro da sombra do dente. A posição do corno pulpar é importante nos preparativos para as restaurações. O tamanho da cavidade pulpar diminui com o aumento da idade, devido à deposição de dentina pelos odontoblastos. O canal radicular converge em direção ao ápice. Por vezes, o canal na extremidade do ápice e o forame não são visíveis. Isto pode dever-se ao facto de o forame estar situado na parte lateral da raiz e não na sua extremidade extrema. Em um dente incompletamente desenvolvido, o canal radicular é mais largo e o lúmen diverge em direção ao ápice, tornando-o em forma de funil. As paredes divergentes permitem a diferenciação de uma raiz incompletamente formada de uma que sofreu reabsorção externa.

2. MEMBRANA PERIODONTAL:

O espaço ocupado pela membrana periodontal é visto nas radiografias como uma linha fina e escura que começa ao nível da crista alveolar e envolve toda a raiz ou raízes. É visível apenas nas faces mesial e distal dos dentes. Em raízes com formas irregulares, podem parecer 3 ou mais sombras da membrana periodontal, mais frequentemente observadas nos caninos inferiores e na raiz mesial do $1°$ molar inferior. Quando o espaço do ligamento é sobreposto a uma radiolucência anatómica, parece haver um alargamento do espaço confinado à área de sobreposição. Trata-se de um efeito de projeção e não deve ser mal interpretado.

3. ESPAÇOS DE MARROW:

Os espaços medulares entre as trabéculas de osso esponjoso aparecem como áreas radiolúcidas cujo tamanho, forma e distribuição variam muito de pessoa para pessoa, bem como ao longo dos maxilares do mesmo indivíduo. Em geral, os espaços medulares da maxila são relativamente uniformes em tamanho. Na mandíbula, os espaços medulares são mais pequenos e mais numerosos na porção anterior e tendem a ser maiores na área posterior. Os grandes espaços trabeculares podem assemelhar-se e ser mal interpretados como quistos e outras patologias.

4. CANAIS DE NUTRIENTES

Os vasos sanguíneos que se encontram em canais ou sulcos aparecem como radiolucências lineares, semelhantes a fitas, de larguras informes, que são mais frequentemente encontradas entre as raízes dos dentes. As margens podem revelar uma fina camada cortical branca, mas por vezes esta pode não ser muito evidente. São mais frequentemente observadas na região dos incisivos mandibulares, seguidas da área dos pré-molares mandibulares e depois da área dos pré-molares maxilares. Um canal nutritivo relativamente grande é frequentemente observado na parede lateral do seio maxilar. Os canais de nutrientes podem ser confundidos com fracturas e os seus forames acessórios com radiolucências patológicas.

5. DESENVOLVIMENTO DA CRIPTA DENTÁRIA:

As criptas dentárias são observadas em radiografias de dentições em desenvolvimento. Se o dente em desenvolvimento não estiver calcificado, a cripta aparecerá como uma radiolucência homogénea arredondada com um fino revestimento branco de osso cortical, e pode ser confundida com um quisto. Se as pontas das cúspides estiverem calcificadas, a radiolucência conterá focos radio-opacos.

PONTOS DE REFERÊNCIA RADIOPACOS COMUNS A AMBOS OS MAXILARES

1. DENTES:

O esmalte, o tecido mais denso do corpo, projecta a sombra mais branca ou mais radiopaca. Cobre a parte coronal do dente como uma capa branca e homogénea, afinando para uma camada fina na margem cervical. A fina camada de esmalte na margem cervical absorve menos radiação, com o consequente aumento do escurecimento dessa área. Este facto pode simular cáries dentárias, mais frequentemente nos caninos e pré-molares inferiores, seguidos dos dentes correspondentes na maxila. A junção amelodentinária é nítida e claramente definida. A dentina, que constitui a maior parte do dente, é menos radiopaca do que o esmalte. A fina camada de cemento que cobre a raiz tem a mesma densidade que a dentina, por isso não pode ser diferenciada da dentina numa radiografia periapical regular.

2. OSSO

A. PLACAS CORTICAIS: A maxila e a mandíbula estão cobertas por placas densas de osso compacto, denominadas placas corticais, que podem ser vistas em radiografias oclusais dos maxilares, mas não em radiografias periapicais.

B. OSSO ESPONJOSO: A mandíbula é constituída principalmente por osso esponjoso (esponjoso ou medular) composto por trabéculas finas que correm em diferentes direcções, produzindo uma rede de fios menos cruzados. Existem muitas variações que vão desde uma rede a um padrão linear e a uma estrutura granular. Em geral, a maxila apresenta arranjos trabeculares mais finos do que a mandíbula.

C. LÂMINA DURA: As cavidades dentárias são normalmente revestidas por uma fina camada de osso compacto e denso, que aparece nas radiografias como uma fina linha branca e é designada por lâmina dura. A lâmina dura confirma a forma dos dentes e existem variações na largura das sombras da lâmina dura devido a dentes com formas diferentes. Quando as margens mesial ou distal da raiz são planas, haverá uma sombra estreita de boa densidade; quando a raiz é inclinada, haverá uma sombra mais larga e menos densa. Quando a superfície mesial ou distal da raiz é acentuadamente convexa, apenas uma sombra fina e relativamente cinzenta será vista. A raiz mesial do 1 molar inferior é vista em forma de haltere. O canino inferior tem uma superfície lingual mais estreita do que a labial, o que pode levar à produção de 4 sombras diferentes da lâmina dura. A lâmina dura de um dente normal é contínua à volta da raiz. Qualquer descontinuidade é sugestiva de uma condição anormal. Pode haver uma aparente ausência de lâmina dura ao redor do ápice do canino superior, mesmo em estado normal. Isto deve-se ao facto de o osso compacto e fino em redor das pontas delgadas da raiz do canino superior ser insuficiente para produzir sombras radiográficas.

D. PROCESSO ALVEOLAR: As placas corticais alveolares, a lâmina dura e o osso esponjoso que se encontra entre elas constituem o processo alveolar. A margem gengival do processo alveolar é denominada crista alveolar, que se situa perto da junção cemento-esmalte. A crista alveolar está por vezes coberta por osso cortical denso, que se apresenta como uma fina linha branca. As cristas são planas na região molar e horizontais na região pré-molar e molar e estreitas e pontiagudas na região incisiva.

Capítulo 4

IMAGEM DIGITAL

O advento da imagem digital revolucionou a radiologia. Esta revolução é o resultado da inovação tecnológica nos processos de aquisição de imagens e do desenvolvimento de sistemas informáticos em rede para a recuperação e transmissão de imagens. Embora a adoção de tecnologias informáticas e de imagiologia digital em medicina dentária tenha ficado um pouco atrás da medicina, estamos a assistir a um aumento constante da utilização destas tecnologias, à melhoria das interfaces de software e à introdução de novos produtos. Várias forças estão a impulsionar a mudança da película para os sistemas digitais. Os efeitos prejudiciais de um processamento inadequado da película na qualidade do diagnóstico e a dificuldade de manter um processamento químico de alta qualidade são problemas bem documentados na radiografia dentária. A geração de imagens digitais elimina o processamento químico. Os resíduos perigosos sob a forma de produtos químicos de processamento e de folhas de chumbo são eliminados com os sistemas digitais. As imagens podem ser transferidas eletronicamente para outros prestadores de cuidados de saúde sem qualquer alteração da qualidade da imagem original. Além disso, os receptores intra-orais digitais requerem menos radiação do que as películas, reduzindo assim a dose absorvida pelo doente. No entanto, os actuais sistemas digitais também apresentam uma série de desvantagens em comparação com as películas. O custo inicial da instalação de um sistema de imagiologia digital é relativamente elevado. Certos componentes, como o recetor eletrónico de raios X utilizado em alguns sistemas intra-orais, são susceptíveis de serem manuseados de forma incorrecta e a sua substituição é dispendiosa. Uma vez que os sistemas digitais utilizam tecnologias novas ou imaturas, existe o risco, ou mesmo a probabilidade, de os sistemas se tornarem obsoletos ou de os fabricantes cessarem a sua atividade. A excelente qualidade de imagem e o custo comparativamente baixo de uma película corretamente exposta e processada mantêm a radiografia baseada em película competitiva em relação aos sistemas digitais pós-naturais.

As tendências, no entanto, são certas: os computadores desempenham um papel na maioria dos consultórios dentários, e esse papel está a expandir-se à medida que uma variedade de funções, desde a marcação de consultas, facturas de procedimentos e elaboração de fichas de pacientes, são integradas em soluções de software de gestão de consultórios sem falhas. Já não se trata de uma questão de "se", mas sim de "quando" a maioria dos consultórios dentários irá utilizar a imagiologia digital. Já durante este período de transição, os consultórios baseados em película serão confrontados com imagens digitais de consultórios que implementaram a radiografia digital.

ANALÓGICO VERSUS DIGITAL

O termo digital na imagem digital refere-se ao formato numérico do conteúdo da imagem, bem como à sua discretização. As imagens de película convencionais podem ser consideradas um meio analógico em que as diferenças no tamanho e na distribuição da prata metálica preta resultam num espetro de densidade contínuo. As imagens digitais são numéricas e discretas de duas formas

1. Em termos de distribuição espacial dos elementos de imagem e

2. Em termos dos diferentes tons de cinzento de cada um dos pixéis.

Uma imagem digital é constituída por uma grande coleção de pixels individuais organizados numa matriz de linhas e colunas. O pixel tem uma coordenada de linha e coluna que identifica exclusivamente a sua localização na matriz. A formação de uma imagem digital requer várias etapas, começando com processos analógicos. Em cada pixel de um detetor eletrónico, a absorção de raios X gera uma pequena tensão. Mais raios X geram uma voltagem maior e vice-versa. Em cada pixel, a tensão pode oscilar entre um valor mínimo e máximo e é, portanto, um sinal analógico. A produção de uma imagem digital requer um processo designado por conversão analógica para digital (ADC), que consiste em dois passos: amostragem e quantização. A amostragem significa que uma pequena gama de valores de tensão é agrupada como um único valor. A amostragem estreita imita melhor o sinal original, mas leva a maiores requisitos de memória para a imagem digital resultante. Uma vez amostrado, o sinal é quantizado, o que significa que a cada sinal amostrado é atribuído um valor. Estes valores são armazenados no computador e representam a imagem. Para que o médico possa ver a imagem, o computador organiza os pixéis na sua localização correta e atribui-lhes um tom de cinzento que corresponde ao número que foi atribuído durante o passo de quantização.

Para compreender os pontos fortes e fracos da radiografia digital, temos de determinar quais os elementos da cadeia de produção de imagens radiográficas que permanecem inalterados e quais os que mudam. A utilização de detectores digitais implica alterações significativas na forma como adquirimos, armazenamos, recuperamos e apresentamos as imagens. Embora os detectores digitais também exijam o ajustamento dos factores de exposição, a essência desta parte da cadeia de produção de imagens (ou seja, a transmissão e a atenuação selectiva dos raios X).

A física da interação dos raios X com a matéria e os efeitos da geometria de projeção continuam a ser extremamente importantes para a compreensão do conteúdo da imagem radiográfica e para a otimização da qualidade da imagem, quer seja convencional ou digital. No entanto, grande parte do foco da radiografia digital tem sido o desempenho dos detectores digitais, uma vez que o seu desenvolvimento tem sido a força motriz por detrás da transformação digital na medicina dentária.

DETECTORES DIGITAIS

A. DISPOSITIVO DE ACOPLAMENTO DE CARGA (CCD)

O dispositivo de carga acoplada (CCD) foi o primeiro recetor de imagem digital direta a ser adaptado para imagiologia intra-oral e foi introduzido na medicina dentária em 1987. O CCD utiliza uma fina bolacha de silício como base para o registo de imagens. Os cristais de silício são formados numa matriz de elementos de imagem. Quando expostos à radiação, as ligações covalentes entre os átomos de silício são quebradas, produzindo pares de buracos de electrões. O número de pares de buracos de electrões que se formam é proporcional à quantidade de exposição que uma área recebe. Os electrões são então atraídos para o potencial mais positivo do dispositivo, onde criam pacotes de carga. Cada pacote corresponde a um pixel. O padrão de carga formado a partir dos pixels individuais na matriz representa a imagem latente. A leitura da imagem é efectuada transferindo as cargas de cada linha de pixéis de um pixel para o seguinte, em forma de brigada de balde. Quando uma carga chega ao fim da sua fila, é transferida para um amplificador de leitura e transmitida como uma tensão para o conversor analógico-digital localizado no interior ou ligado ao computador. As tensões de cada pixel são amostradas e é-lhes atribuído um valor numérico que representa um nível de cinzento.

A matriz de silício e os respectivos componentes electrónicos de leitura e amplificação são encerrados numa caixa de plástico para os proteger do ambiente oral. Estes elementos do detetor consomem parte do espaço do sensor, pelo que a área ativa do sensor é inferior à sua área de superfície total. O volume do sensor, embora reduzido pela miniaturização contínua dos componentes electrónicos, é uma potencial desvantagem dos detectores CCD. Além disso, a maioria dos detectores incorpora" um cabo eletrónico para transferir dados para o ADC. Dado que os CCD são mais sensíveis à luz do que aos raios X, a maioria dos fabricantes utiliza uma camada de material cintilante revestida diretamente na superfície do CCD ou acoplada à superfície por fibra ótica. Isto aumenta a eficiência de absorção de raios X do detetor. Os compostos de oxibrometo de gadolínio semelhantes aos utilizados nos ecrãs radiográficos de terras raras ou o iodeto de césio são exemplos de cintiladores que têm sido utilizados para este fim.

Os CCD também foram fabricados em matrizes lineares com alguns pixels de largura e muitos pixels de comprimento para a obtenção de imagens panorâmicas e cefalométricas. No caso das unidades panorâmicas, o CCD é fixado na posição oposta à fonte de raios X, com o eixo longo da matriz orientado paralelamente ao feixe de raios X em forma de leque. Alguns fabricantes fornecem sensores CCD que podem ser adaptados a unidades panorâmicas mais antigas. A construção de um único CCD de um tamanho que pudesse capturar simultaneamente a área de um crânio completo seria proibitivamente cara. A combinação de uma matriz linear de CCDs e de um feixe de raios X em forma de fenda com um movimento de varrimento permite o varrimento do crânio durante vários segundos. Uma desvantagem desta abordagem é a maior possibilidade de artefactos de movimento do doente durante os vários segundos necessários para completar um exame.

B. SEMICONDUTORES COMPLEMENTARES DE ÓXIDOS METÁLICOS (CMOS)

A tecnologia de semicondutores de óxido metálico complementar é a base das câmaras de vídeo típicas de consumo. Estes detectores são semicondutores à base de silício, mas são fundamentalmente diferentes dos CCDS na forma como as cargas dos pixéis são lidas. Cada pixel está isolado dos pixels vizinhos e está diretamente ligado a um transístor. Tal como no CCD, são gerados pares de buracos de electrões no interior do pixel, proporcionalmente à quantidade de energia de raios X que é absorvida. Esta carga é transferida para o transístor através de uma pequena tensão. A tensão em cada transístor pode ser abordada separadamente, lida pelo frame grabber e depois armazenada e apresentada como um valor digital de cinzentos A tecnologia CMOS é amplamente utilizada na construção de chips de unidades centrais de processamento de computadores, bem como de detectores de câmaras de vídeo, sendo a tecnologia menos dispendiosa do que a utilizada no fabrico de CCD.

C .PLACAS DE FÓSFORO FOTOESTIMULÁVEIS (PSP)

As placas de fósforo fotoestimuláveis (PSP) absorvem e armazenam energia dos raios X e libertam essa energia sob a forma de luz quando estimuladas por outras luzes com um comprimento de onda adequado. Na medida em que os comprimentos de onda da luz estimulante e da luz não fosforescente diferem, os dois podem ser distinguidos e a fosforescência pode ser quantificada como uma medida da quantidade de energia de raios X que o material absorveu. O material fosforescente fotoestimulável utilizado na imagiologia radiográfica é o fluorohalogeneto de bário dopado com európio. O bário, em combinação com o iodo, o cloro ou o bromo, forma uma estrutura cristalina. A adição de európio cria imperfeições nesta rede. Quando exposto a uma fonte de radiação suficientemente energética. Os electrões de valência do európio podem absorver energia e passar para a banda de condução. Estes electrões migram para as vacâncias de halogéneo próximas na rede de fluorohalogenetos e podem ficar presos num estado metaestável. Neste estado, o número de electrões presos é proporcional à exposição aos raios X e representa uma imagem latente. Quando estimulado por luzes vermelhas de cerca de 600 nm, o fluorohaleto de bário liberta os electrões presos para a banda de condução. Quando um eletrão regressa à banda de condução, a energia é libertada no espetro verde, entre 300 e 500 nm; As fibras ópticas conduzem a luz da placa PSP para um tubo fotomultiplicador O tubo fotomultiplicador converte a luz em energia eléctrica. Um filtro vermelho no tubo fotomultiplicador remove seletivamente a luz estimulante e a luz verde restante é detectada e convertida numa tensão variável. As variações na tensão de saída do tubo fotomultiplicador correspondem a variações na intensidade da luz estimulada da imagem latente.

O sinal de tensão é quantificado por um conversor analógico-digital e armazenado e apresentado como uma imagem digital. Na prática, o material de fluoreto de bário é combinado com um polímero e espalhado numa camada fina sobre um material de base para criar uma placa de fósforo fotoestimulável. Para a radiografia intra-oral, é utilizada uma base de poliéster semelhante à película radiográfica. Quando fabricadas em tamanhos intra-orais normais, estas placas apresentam caraterísticas de manuseamento semelhantes às das películas intra-orais. As placas PSP são também fabricadas em tamanhos habitualmente utilizados para a obtenção de imagens panorâmicas e cefalométricas. Alguns processadores de PSP acomodam uma gama completa de tamanhos de placas intra-orais e extra-orais.

Antes da exposição, as placas PSP devem ser apagadas para eliminar as imagens fantasma de exposições anteriores. Isto é conseguido inundando a placa com uma fonte de luz brilhante.

Colocar as placas numa caixa de visualização dentária com o lado fosforoso das placas virado para a luz durante 1 ou 2 minutos pode conseguir isto. Podem ser utilizadas fontes de luz mais intensas durante períodos de tempo mais curtos. Alguns sistemas PSP integram luzes de apagamento automático de placas. As placas apagadas são colocadas em recipientes estanques à luz antes da exposição. No caso das placas intra-orais, são utilizados envelopes de polivinil selados que são impermeáveis aos fluidos orais e à luz terrestre. No caso das placas de grande formato, são utilizadas cassetes convencionais (sem ecrãs de intensificação). Após a exposição, as placas devem ser processadas o mais rapidamente possível.

Os electrões aprisionados são espontaneamente libertados ao longo do tempo. A taxa de perda de electrões é maior logo após a exposição. A taxa varia consoante a composição do fósforo de armazenamento e a temperatura ambiente. Alguns fósforos perdem 23% dos seus electrões retidos após 30 minutos e 30% após uma hora. Uma vez que a perda de electrões retidos é bastante uniforme ao longo da superfície da placa, a perda precoce de carga não resulta normalmente numa deterioração clinicamente significativa da imagem. No entanto, as imagens subexpostas podem sofrer uma degradação de imagem notável. As imagens adequadamente expostas podem ser armazenadas durante 12 a 24 horas e manter uma qualidade de imagem aceitável. Uma fonte potencialmente mais importante de desvanecimento da imagem latente é a exposição à luz ambiente durante a preparação da placa para processamento. Recomenda-se um ambiente semi-escuro para o manuseamento das chapas. Quanto mais intensa for a luz de fundo e quanto mais longa for a exposição da chapa a essa luz, maior será a perda de electrões retidos As luzes de segurança vermelhas existentes na maioria das salas escuras não são seguras para as chapas PSP expostas, que são mais sensíveis ao espetro de luz vermelha.

D. DIGITALIZAÇÃO DE PLACAS FIXAS

Foram adoptadas várias abordagens para a leitura das imagens latentes nas placas de PSP. Uma abordagem utilizada pela Soredex no seu sistema Digora e pela Air Techniques no seu sistema Scan X emprega um espelho multifacetado de rotação rápida que reflecte um feixe de luz laser vermelha. À medida que o espelho gira, a luz laser varre a placa. A placa é avançada e a linha adjacente de fósforo é varrida na direção da varredura do laser. A placa é designada por direção de varrimento rápido. A direção de avanço da placa é designada por direção de varrimento lento.

E. DIGITALIZAÇÃO DE PLACAS ROTATIVAS

Uma abordagem alternativa à leitura de chapas utilizada pela Gendex no sistema Denoptix e pela Orex no sistema Paxorama envolve um tambor de rotação rápida que segura a chapa. A rotação do tambor para além de um laser fixo proporciona uma leitura rápida. O movimento incremental do laser na direção da leitura lenta permite a aquisição de dados de imagem linha a linha.

A resolução nos sistemas PSP é determinada por uma série de factores. A espessura do material de fósforo influencia a difusão da luz laser. Camadas de fósforo mais espessas causam mais difusão e produzem uma resolução mais baixa. Por outro lado, uma camada mais espessa aumenta a eficiência da absorção de raios X, resultando num recetor de imagem mais rápido. A resolução é inversamente proporcional ao diâmetro do feixe laser. O diâmetro efetivo do feixe é aumentado pela vibração nos modelos de espelho rotativo e de scanner de tambor. O movimento de varrimento lento influencia a resolução através do incremento do avanço da placa. Este incremento pode ser ajustado para aumentar ou reduzir a resolução nalguns sistemas.

F. DETECTORES DE PAINEL PLANO

Os detectores de painel plano estão a ser utilizados para imagiologia médica, mas também têm sido utilizados em protótipos de dispositivos de imagiologia extra-orais. Os detectores podem fornecer áreas de matriz relativamente grandes com dimensões de píxeis inferiores a 100 microns. Isto permite a obtenção direta de imagens digitais de áreas maiores do corpo, incluindo a cabeça. Foram adoptadas duas abordagens na seleção de materiais sensíveis aos raios X para os detectores desse painel. Os detectores indirectos são sensíveis à luz visível e é utilizado um ecrã de intensificação (Cd,OS ou Csl) para converter a energia dos raios X em luz. Estes dispositivos estão limitados pela espessura do ecrã de intensificação. Os ecrãs mais espessos são mais eficientes, mas permitem uma maior difusão dos fotões de luz, o que conduz a uma falta de nitidez da imagem. Os detectores diretos utilizam um material fotocondutor (seleção) com propriedades semelhantes às do silício e um número atómico mais leve que permite uma absorção mais eficaz dos raios X. Sob a influência de um campo elétrico aplicado, os electrões que são libertados durante a exposição do selénio aos raios X são conduzidos em linha direta para um elemento detetor de transístor de película fina subjacente. Os detectores diretos que utilizam selénio proporcionam uma resolução mais elevada mas uma eficiência mais baixa em comparação com os detectores indirectos que utilizam ecrãs intensificadores com gadolínio (Z=64) ou césio (Z=55). A energia eléctrica gerada é proporcional à exposição aos raios X e é armazenada em cada pixel em um condensador. A energia é libertada e lida aplicando tensões de linha e coluna adequadas a um transístor de um determinado pixel. Atualmente, os detectores de painel plano são dispendiosos e provavelmente limitados a tarefas de imagiologia especializadas, como a tomografia computorizada de feixe cónico.

CARACTERÍSTICAS DO DETECTOR DIGITAL RESOLUÇÃO DE CONTRASTE

A resolução de contraste é a capacidade de distinguir diferentes densidades na imagem radiográfica. Esta é uma função da interação das caraterísticas de atenuação dos tecidos que estão a ser fotografados, da capacidade do recetor de imagem para distinguir as diferenças no número de fotões de raios X provenientes de diferentes áreas do objeto, da capacidade do ecrã do computador ou de outra saída para retratar as diferenças de densidade e da capacidade do observador para reconhecer essas diferenças. Os detectores digitais actuais captam dados com uma profundidade de 8, 10, 12 ou 16 bits. A profundidade de bits é uma potência de 2. Isto significa que o detetor pode teoricamente captar 256 a 65 586 densidades diferentes. Na prática, o número real de densidades significativas que podem ser captadas é limitado por imprecisões na aquisição de imagens, a que se dá o termo genérico de ruído. Independentemente do número de diferenças de densidade que um detetor pode captar, os monitores de computador convencionais são capazes de apresentar uma escala de cinzentos de apenas 8 bits. Dado que os sistemas operativos, como o Windows, reservam um certo número de níveis de cinzento para a apresentação de informações do sistema, o número real de níveis de cinzento que podem ser apresentados num monitor é de 242. Um fator limitativo mais importante é o sistema visual humano, que é capaz de distinguir apenas cerca de 60 níveis de cinzento em qualquer momento, em condições de visualização ideais. As limitações visuais humanas também estão presentes no visionamento de filmes; no entanto, as limitações também estão presentes no visionamento de filmes.

No entanto, a luminância (brilho) de uma caixa de visualização de radiografias típica é muito maior do que a de um ecrã de computador típico. Por conseguinte, a iluminação ambiente da sala em que a imagem é visualizada terá, teoricamente, um impacto menor na película do que nos ecrãs digitais.

RESOLUÇÃO ESPACIAL

A resolução espacial é a capacidade de distinguir pormenores finos. O limite teórico de resolução é uma função do tamanho do elemento de imagem para sistemas de imagem digital. Atualmente, os detectores de dispositivos de carga acoplada de mais alta resolução para medicina dentária têm tamanhos de pixel de aproximadamente 20 microns. Isto compara-se com um tamanho de grão de prata de 8 microns. Isto compara-se com um tamanho de grão de prata de 8 microns. Isto compara-se com um tamanho de grão de prata de 8 microns para película intra-oral. A resolução é frequentemente medida e comunicada em unidades de pares de linhas por milímetro. Os objectos de teste que consistem em conjuntos de linhas radiopacas muito finas, separadas umas das outras por espaços iguais à largura de uma linha, são construídos com uma variedade de larguras de linha. Uma linha e o espaço que lhe está associado são designados por par de linhas. São necessários pelo menos dois píxeis para resolver um par de linhas, um para a linha e outro para o espaço. A 20 mícrons por pixel, é possível obter uma resolução teórica de 25lp/mm. Tal como no caso do contraste, as resoluções efectivas são muito inferiores na prática. A película intra-oral é capaz de fornecer uma resolução superior a 20lp/mm. A menos que uma imagem de película seja ampliada, o observador não consegue apreciar a extensão dos pormenores da imagem. Os actuais sistemas digitais são capazes de fornecer uma resolução superior a 7Jp/mm. O software de visualização de imagens digitais permite a ampliação das imagens. Uma imagem peri apical que preencha o ecrã de um monitor de computador pode ser ampliada por um fator de 10 ou mais. A este nível de ampliação, a imagem assume um padrão de blocos de construção ou uma aparência pixelizada e os limites de resolução do sistema de imagiologia são evidentes.

LATITUDE DO DETECTOR

A capacidade de um recetor de imagens para captar uma gama de exposições de raios X é designada por latitude. Uma qualidade desejável nos receptores de imagens intra-orais é a capacidade de registar toda a gama de densidades dos tecidos, desde a gengiva até ao esmalte. Ao mesmo tempo, as diferenças subtis de densidade dentro destes tecidos devem ser visualmente aparentes. A gama útil de densidades na radiografia em película é de duas ordens de grandeza, de 0,5 a 2,5. A gama dinâmica da película estende-se, de facto, por mais de quatro ordens de grandeza, mas as densidades de 3 e 4, que transmitem apenas $1/1/'000^{th}$ a 110/000* da luz incidente, requerem uma iluminação intensificada ou uma iluminação quente para serem distinguidas de uma densidade de 2,45. Estes dispositivos não são habitualmente utilizados na prática geral. A latitude dos detectores CCD e CMOS é semelhante à da película e pode ser alargada com o melhoramento digital do contraste e do brilho. Os receptores de fósforo fotoestimuláveis gozam de latitudes maiores e têm uma resposta linear a cinco ordens de grandeza de exposição aos raios X.

SENSIBILIDADE DO DETECTOR

Uma densidade ótica de 2,5 é geralmente considerada como o limite superior da densidade clínica útil na ausência de iluminação especial ou não iluminação das películas.

Latitudes de exposição representativas dos sensores CCD, PSP e de película intra-oral. A utilização de uma caixa de visualização mais intensa ou de iluminação quente pode alargar o limite superior do intervalo de densidade utilizável e expandir a latitude útil da película.

A sensibilidade útil dos receptores digitais é afetada por uma série de factores, incluindo a eficiência do detetor, a dimensão dos pixels e o ruído do sistema. Os actuais sistemas PSP para imagiologia intra-oral permitem reduções de dose de cerca de 50% em comparação com a película de velocidade F Os sistemas CCD e CMOS de alta resolução conseguem uma menor redução de dose do que os sistemas PSP de menor resolução Os sistemas CCD e PSP para imagiologia extra-oral requerem exposições semelhantes às necessárias para os sistemas de película de ecrã de velocidade 200.

VISUALIZAÇÃO DE IMAGENS DIGITAIS

TUBO DE RAIOS CATÓDICOS (CRT)

Os monitores de computador convencionais utilizam designs de tubos de raios catódicos (CRT): um feixe de electrões que emana de um canhão de electrões percorre rapidamente um ecrã revestido de fósforo. O varrimento de electrões é horizontal e constrói uma imagem linha a linha. A imagem é repetida ou actualizada a um ritmo de 60 oscilações. Os monitores a cores utilizam 3 canhões de electrões, um para cada fósforo vermelho, azul e verde. A intensidade variável do feixe de electrões é responsável pelas diferentes tonalidades de cinzento ou de cor e pela intensidade. Os monitores de alta qualidade têm capacidade para apresentar 256 valores de cinzento diferentes ou uma combinação de valores de cinzento e cor. Os ecrãs CRT envolvem a conversão de informação digital em tensões analógicas, que são fornecidas aos canhões de electrões. O processo de conversão de digital para analógico implica alguma perda da informação original da imagem. Vários factores afectam a qualidade subjectiva de um monitor. O dot pitch é uma medida da distância entre grupos de subpixéis (fósforos vermelhos, verdes e azuis) no CRT. Os intervalos de pontos mais pequenos, da ordem dos 0,28 mm ou menos, proporcionam mais pixéis por área e imagens mais nítidas. O brilho do monitor afecta a perceção do contraste da imagem. Os monitores mais brilhantes são essenciais em ambientes de trabalho com maior quantidade de luz ambiente. Com o tempo, os fósforos de cor num CRT desvanecem-se, reduzindo o brilho do monitor e o contraste da imagem.

TRANSÍSTOR DE PELÍCULA FINA (TFT)

A tecnologia de transístor de película fina (TFT), utilizada em detectores de ecrã plano, é também utilizada em ecrãs de computadores portáteis e de ecrã plano. O processo é um pouco inverso, na medida em que é enviado um sinal para o transístor de pixéis, que por sua vez faz com que o ecrã de cristais líquidos (LCD) associado transmita luz com uma intensidade proporcional à tensão do transístor. Os subpixéis compostos por fósforos vermelhos, verdes e azuis são sujeitos a tensões variadas e, em combinação, criam uma saída de pixéis com uma tonalidade e intensidade específicas. A saída dos ecrãs de computadores portáteis é limitada em intensidade e não tem a gama dinâmica ou o contraste dos ecrãs de secretária convencionais. O ângulo de visualização dos ecrãs de computadores portáteis também é limitado e o observador tem de estar posicionado à frente do ecrã para obter uma qualidade de visualização óptima. A inovação tecnológica e o aperfeiçoamento dos primeiros modelos resultaram em ecrãs de computadores portáteis actuais com qualidade suficiente para serem utilizados em tarefas típicas de diagnóstico dentário. As versões de secretária dos ecrãs LCD TFT ultrapassaram os problemas de brilho e ângulo de visualização, mas consomem mais energia, pelo que não são adequados para configurações de computadores portáteis. Alguns ecrãs planos de secretária são, de facto, mais brilhantes do que os ecrãs CRT convencionais e têm ângulos de visualização tão amplos como 160 graus. Alguns monitores de ecrã plano incorporam uma interface de vídeo digital (DVI), que permite a visualização direta de informações digitais sem conversão digital-analógica. Estes ecrãs praticamente eliminam a perda de sinal e a distorção da conversão digital-analógica.

CONSIDERAÇÕES SOBRE O ECRÃ ELECTRÓNICO

A apresentação de imagens digitais em dispositivos electrónicos é uma questão de engenharia bastante simples. O posicionamento de uma imagem no contexto de outras informações de diagnóstico e demográficas e em relações úteis com outras imagens é um desafio mais complexo que pode variar consoante a tarefa de diagnóstico, o padrão de prática e a preferência do médico. Estes desafios são respondidos com diferentes graus de sucesso pelo software de visualização de imagens. A qualidade, as capacidades e a facilidade de utilização do software de visualização variam de fornecedor para fornecedor, e são muitas. Mesmo com o mesmo software, a visualização das imagens pode variar drasticamente, dependendo da forma como o software lida com o redimensionamento das janelas ou com o tamanho e as resoluções dos diferentes ecrãs.

. Estas abordagens não são tão flexíveis como deslocar um suporte de película numa caixa de visualização. A visibilidade dos ecrãs electrónicos é prejudicada por muitos dos mesmos elementos que prejudicam a visualização de imagens em película. A iluminação de fundo brilhante de janelas ou outras fontes de luz ambiente reduzem a sensibilidade ao contraste visual. A luz reflectida na superfície do monitor pode reduzir ainda mais a visibilidade do contraste da imagem. As imagens são melhor visualizadas num ambiente em que a iluminação é moderada e indireta.

CÓPIAS DURADAS

Até que todos os prestadores de cuidados de saúde dentários e terceiros possam enviar, receber, armazenar e apresentar imagens digitais a partir de uma variedade de fontes de aquisição, será necessário um meio universal para trocar informações sobre imagens radiográficas. Com o desenvolvimento da fotografia digital como uma tecnologia de ponta, a impressão de imagens digitais tornou-se uma solução económica para tornar as radiografias digitais transferíveis. A questão é saber se a imagem impressa oferece uma qualidade de imagem adequada para evitar a perda de informações de diagnóstico. Sempre que uma imagem digital é modificada, incluindo o processo de impressão em papel, é necessário garantir que a imagem mantém as informações de diagnóstico relevantes. Os requisitos de qualidade variam consoante a tarefa de diagnóstico em causa. Por exemplo, a avaliação do estado de impactação de um terceiro molar exige menos da qualidade da imagem do que a deteção de bengalas. Infelizmente, existem poucas provas científicas que apoiem a eficácia de diagnóstico das imagens impressas. O grande número de variáveis que influenciam a qualidade da imagem impressa - por exemplo, a tecnologia de impressão, a qualidade da impressora, as definições da impressora e o tipo de suporte - torna o processo de impressão num processo muito mais complicado do que parece inicialmente. Por conseguinte, é imperativo utilizar um sistema de impressão concebido para a utilização pretendida e seguir as recomendações do fabricante. Os principais tipos de tecnologias de impressão disponíveis para a impressão de imagens incluem laser, jato de tinta e sublimação de tinta com a utilização de película ou papel.

IMPRESSORAS DE FILMES

Tradicionalmente, os radiologistas têm confiado nas imagens em película para tarefas de interpretação comuns. A maioria dos radiologistas prefere o filme mesmo para tecnologias inerentemente digitais, como imagens de RM e TC. Há algo de eminentemente satisfatório na sensação de uma folha de poliéster de 7 milímetros segurada entre o polegar e o indicador. O estalido nítido de uma película a ser colocada sob os clipes de suspensão de uma caixa de visualização é um estímulo auditivo semelhante ao ranger das folhas de outono sob os pés. Infelizmente, as impressoras de película de alta qualidade que utilizam tecnologia laser ou de sublimação de tinta são dispendiosas, e as alternativas de baixo custo sofrem de uma qualidade de diagnóstico reduzida. As actuais transparências em película produzidas com tecnologia de jato de tinta parecem não ser ideais para tarefas como o diagnóstico de cáries.

IMPRESSORAS DE PAPEL

Enquanto a impressão em película permite que as radiografias sejam avaliadas de forma tradicional utilizando a luz transmitida de uma caixa de visualização, as radiografias digitais impressas em papel requerem luz reflectora de uma sala normalmente iluminada. Isto oferece vantagens substanciais, uma vez que a maioria dos consultórios dentários não estão bem equipados para controlar o nível de luz ambiente ou para visualizar imagens em película numa caixa de visualização. Além disso, a impressão de radiografias digitais em papel permite ao dentista utilizar tecnologias desenvolvidas para o domínio da fotografia digital. As impressoras fotográficas variam muito em termos de preço e qualidade. Embora os modelos mais caros ofereçam normalmente uma maior resolução de impressão, a resolução da impressora é apenas um dos muitos factores que determinam a qualidade final da imagem impressa. As impressoras de jato de tinta são, de longe, as mais dominantes no mercado e oferecem a alternativa mais económica. As impressoras de sublimação de tinta proporcionam uma excelente qualidade de imagem, mas são geralmente mais caras. Para qualquer tecnologia de impressão, a resolução de impressão é normalmente definida como o número de pontos por polegada (DPI) que a impressora pode imprimir. Uma impressora com um número de DPI mais elevado é capaz de aplicar a tinta com mais força do que uma impressora com um número de DPI inferior. Como resultado, as impressoras com um número de DPI mais elevado podem imprimir objectos mais pequenos e, por isso, diz-se que têm "maior resolução". A resolução da radiografia digital nunca pode ser aumentada por uma impressora que imprima com uma resolução superior à da própria imagem. Por outro lado, imprimir radiografias digitais com uma resolução inferior reduzirá a resolução final da imagem.

PROCESSAMENTO DE IMAGENS

Qualquer operação que actue no sentido de melhorar, restaurar, analisar ou, de alguma forma, alterar uma imagem digital é uma forma de imagem para impressão de imagens, incluindo laser, injeção e sublimação de tinta com a utilização de película ou papel.

Processamento de imagens

Qualquer operação que actue para melhorar, restaurar, analisar ou de alguma forma alterar uma imagem digital é uma forma de processamento de imagem. A utilização de imagens digitais em radiografia dentária envolve uma variedade de operações de processamento de imagem. Algumas destas operações estão integradas no software de aquisição e gestão de imagens e não são visíveis para o utilizador. Outras são controladas pelo utilizador com a intenção de melhorar a qualidade da imagem ou de analisar o seu conteúdo.

Restauração de imagens

Quando os dados de imagem em bruto entram no computador, normalmente ainda não estão prontos para serem armazenados ou visualizados. É necessário efetuar uma série de etapas de pré-processamento para corrigir a imagem em relação a defeitos conhecidos e para ajustar as intensidades da imagem de modo a que sejam adequadas para visualização. A imagem é restaurada substituindo os valores de cinzento dos pixels defeituosos por uma média ponderada dos valores de cinzento dos pixels circundantes. Dependendo da qualidade do sensor e das escolhas feitas pelo fabricante, pode ser aplicada uma variedade de outras operações à imagem antes de esta se tornar visível no ecrã. A maior parte das operações de pré-processamento são definidas pelo fabricante e não podem ser alteradas.

Melhoria de imagem

O termo melhoramento de imagem implica que a imagem ajustada é uma versão melhorada da imagem original. A maioria das operações de melhoramento de imagens é aplicada para tornar a imagem visualmente mais apelativa (melhoramento subjetivo). Isto pode ser conseguido aumentando o contraste, optimizando o brilho e reduzindo a falta de nitidez e o ruído. O melhoramento subjetivo da imagem não melhora necessariamente a precisão da interpretação da imagem. As operações de melhoramento da imagem são frequentemente específicas de cada tarefa; o que beneficia uma tarefa de diagnóstico pode reduzir a qualidade da imagem para outra tarefa.

Brilho e contraste

As radiografias digitais nem sempre utilizam eficazmente toda a gama de valores de cinzento disponíveis. Podem ser relativamente escuras ou claras, e podem mostrar demasiado contraste em determinadas áreas ou não o suficiente. Embora isso possa ser avaliado visualmente, o histograma da imagem é uma ferramenta conveniente para examinar quais dos valores de cinza disponíveis a imagem está usando. Os valores mínimos e máximos e a forma do histograma indicam o benefício potencial das operações de melhoria de brilho e contraste. O software de imagem digital inclui normalmente uma ferramenta de histograma, bem como ferramentas para o ajuste de brilho e contraste. Alguns permitem também o ajuste do valor gama. A alteração do valor gama de uma imagem melhora seletivamente o contraste da imagem nas áreas mais brilhantes ou mais escuras da imagem. O ajuste do brilho, contraste e valor gamma altera os valores de intensidade originais da imagem (entrada) para novos valores (saída). O operador pode optar por tornar essas alterações permanentes ou restaurar a imagem para suas configurações originais. O software de imagem digital geralmente também inclui ferramentas para equalização de histograma e inversão de contraste. A equalização de histograma é uma operação de aprimoramento que aumenta o contraste entre as intensidades de imagem abundantemente presentes na imagem, enquanto reduz o contraste entre as intensidades de imagem que são usadas apenas de forma esparsa. O efeito real da equalização do histograma depende do conteúdo da imagem e pode, por vezes, levar a uma degradação inesperada da qualidade da imagem. A inversão do contraste transforma a imagem radiográfica positiva numa imagem radiográfica negativa. Embora isto possa afetar a perceção subjectiva do conteúdo da imagem, a aparência alterada é estranha à prática interpretativa e não demonstrou ser útil. O efeito do aumento do contraste no valor de diagnóstico das radiografias digitais é controverso. Alguns estudos mostram benefícios substanciais das operações de aumento de contraste, enquanto outros encontraram apenas um valor limitado ou nenhuma melhoria. O efeito do aumento de contraste não pode ser facilmente previsto. A chave para um melhoramento de imagem bem sucedido é realçar seletivamente os sinais radiográficos relevantes sem realçar simultaneamente os sinais que distraem. O desenvolvimento de tais operações de processamento de imagem requer uma consideração cuidadosa do conteúdo da imagem e do sistema de perceção visual humano. Só nestas condições se pode esperar que o realce do contraste beneficie o valor de diagnóstico da imagem.

Nitidez e suavização

O objetivo dos filtros de nitidez e suavização é melhorar a qualidade da imagem, removendo a desfocagem ou o ruído. O ruído é frequentemente classificado como ruído de alta frequência (salpicos) ou ruído de baixa frequência (alterações graduais de intensidade). Os filtros que suavizam uma imagem são por vezes designados por filtros de despeckling porque removem o ruído de alta frequência.

Para uma aplicação adequada dos filtros, é importante saber que tipo de ruído reduzem e como isso afecta as caraterísticas radiográficas de interesse. Sem este conhecimento, as caraterísticas radiográficas importantes podem degradar-se ou desaparecer à medida que o ruído é removido. Da mesma forma, o aumento das margens das caraterísticas radiográficas de interesse pode aumentar o ruído. Os filtros de nitidez e suavização podem tornar as imagens radiográficas dentárias subjetivamente mais apelativas; no entanto, não existem provas científicas que sugiram um aumento do valor de diagnóstico.

Cor

A maioria dos sistemas digitais atualmente existentes no mercado permite a conversão de cores de imagens em escala de cinzentos, também designadas por pseudo-cores O ser humano consegue distinguir muito mais cores do que tons de cinzento. A transformação dos valores de cinzento de uma imagem digital em várias cores poderia, teoricamente, melhorar a deteção de objectos na imagem. No entanto, isto só funciona se todos os valores de cinzento que representam um objeto forem únicos para esse objeto. Como raramente é esse o caso, as fronteiras entre objectos podem mudar e podem ser criadas novas fronteiras. Na maioria dos casos, isto irá distrair o observador de ver o conteúdo real da imagem. Por conseguinte, a conversão a cores das radiografias não é útil para o diagnóstico nem para a educação. Existem algumas aplicações úteis da cor. Quando os objectos podem ser identificados de forma única com base num conjunto de caraterísticas da imagem, a cor pode ser utilizada para rotular ou realçar esses objectos. O desenvolvimento de tais critérios é uma tarefa complexa, e apenas um número limitado de estudos bem-sucedidos foi relatado na literatura.

Radiografia de subtração digital

Quando duas imagens do mesmo objeto são registadas e as intensidades de imagem dos pixels correspondentes são subtraídas, é produzida uma imagem de diferença uniforme. Se houver uma alteração na atenuação radiográfica entre a linha de base e o exame de seguimento, esta alteração aparece como uma área mais clara quando a alteração representa um ganho e como uma área mais escura quando a alteração representa uma perda. O ponto forte da radiografia de subtração digital (DSR) é que anula o complexo fundo anatómico contra o qual esta alteração ocorre. Como resultado, a visibilidade da alteração é muito maior. Para que a DSR seja útil em termos de diagnóstico, é imperativo que a geometria de projeção da linha de base e as intensidades de imagem sejam reproduzidas. A geometria de projeção é definida pela posição e orientação da fonte de raios X, do doente e do detetor, uns em relação aos outros. Se a geometria de projeção usada para a imagem de acompanhamento for diferente da geometria de projeção usada para a imagem de base, a imagem de subtração mostrará essas diferenças.

Podem ser difíceis de distinguir de alterações reais no doente ou podem ocultar alterações reais. A reprodução perfeita da geometria da projeção seria o ideal, mas é praticamente impossível de conseguir. Vários tipos de alterações na geometria da projeção são igualmente prejudiciais. Embora a maioria das alterações possa ser revertida através do processamento de imagens, as alterações da angulação horizontal e vertical do feixe não podem ser revertidas e devem ser reproduzidas com a maior exatidão possível. Foram desenvolvidas várias técnicas de processamento de imagem para ajustar os erros de projeção reversíveis e para minimizar o efeito dos erros de projeção irreversíveis. A tolerância real das alterações na geometria da projeção depende da quantidade de alterações reais que é necessário detetar. Embora a reprodução exacta da geometria da projeção não seja estritamente necessária, alguma forma de normalização mecânica reduzirá a dependência do processamento da imagem e produzirá geralmente melhores resultados.

As diferenças no contraste e na intensidade da imagem entre a imagem de base e a imagem de seguimento podem dificultar a tarefa de deteção e tornar as medições quantitativas pouco fiáveis. As flutuações nos factores de exposição e as alterações na geometria da projeção são responsáveis pela maioria das discrepâncias. Quando é utilizada uma película como recetor de imagem, as variações no processamento da película são uma preocupação fundamental. Foram utilizados vários métodos para fazer corresponder as intensidades das imagens de base e de seguimento. Todos os métodos dependem de calibração externa ou interna. As imagens de subtração são adequadas para a aquisição de informações quantitativas, tais como medições lineares, de área e de densidade. Os métodos utilizados para efetuar essas medições variam desde a interpretação visual e a medição manual até à análise de imagens assistida por computador. Independentemente da técnica analítica utilizada, a deteção e quantificação de alterações reais no doente requer o controlo de outros factores que afectam essas medidas.

Análise de imagens

As operações de análise de imagem são concebidas para extrair da imagem informações relevantes para o diagnóstico. Estas informações podem ir desde simples medições lineares até ao diagnóstico totalmente automatizado. A utilização de ferramentas de análise de imagem implica a responsabilidade de compreender as suas limitações. A exatidão e a precisão de uma medição são limitadas pela medida em que a imagem é uma representação verdadeira e reproduzível do doente e pela capacidade do operador para efetuar uma medição exacta.

Medição

O software de imagiologia digital fornece uma série de ferramentas para a análise de imagens.

Estas ferramentas são normalmente equivalentes digitais de ferramentas existentes utilizadas em endodontia, ortodontia, periodontologia, implantologia e outras áreas da medicina dentária. A imagiologia digital também adicionou novas ferramentas que não estavam disponíveis com a radiografia baseada em película. O tamanho e a intensidade da imagem de qualquer área numa radiografia digital podem ser medidos. Estão também a ser desenvolvidas ferramentas para medir a complexidade do padrão ósseo trabecular. Estas medições podem ser úteis como ferramentas de rastreio para a avaliação da osteoporose e para a deteção de outros tipos de patologias.

Diagnóstico

Uma das áreas de investigação mais exigentes é o desenvolvimento de ferramentas e procedimentos que automatizem a deteção, classificação e quantificação de sinais radiográficos de doença. A justificação para a utilização de tais métodos é conseguir uma deteção precoce e precisa da doença utilizando critérios reprodutíveis e objectivos. O desenvolvimento de operações de análise automática de imagens é muito complexo e requer um conhecimento profundo da anatomia, patologia e formação de imagens radiográficas. As três etapas básicas da análise de imagens são a segmentação, a extração de caraterísticas e a classificação de objectos. O objetivo da segmentação é simplificar a imagem e reduzi-la aos seus componentes básicos. Isto implica subdividir a imagem, separando assim os objectos do fundo. Os objectos de interesse são definidos pela tarefa de diagnóstico, por exemplo, um dente, uma lesão cariosa, um nível ósseo ou um implante. Quando a segmentação da imagem resulta na deteção de um objeto, pode ser medida uma variedade de caraterísticas que ajudam a determinar o que o objeto representa. Tais caraterísticas podem incluir medidas de tamanho e forma, localização relativa, densidade média, homogeneidade e textura. Um conjunto único de valores para uma determinada combinação de caraterísticas pode levar à classificação do objeto. A identificação cefalométrica automatizada de pontos de referência é um exemplo desta tecnologia. Outros exemplos dentários incluem a deteção de cáries, a classificação da doença periodontal e a deteção e quantificação de lesões ósseas periapicais. O sucesso de muitas destas aplicações está altamente dependente de parâmetros de imagem específicos. Muito poucas fornecem resultados fiáveis quando utilizadas clinicamente. Este facto sublinha a complexidade do processo de interpretação da imagem radiográfica.

Armazenamento de imagens

A utilização de imagens digitais em medicina dentária requer um sistema de arquivo e gestão de imagens que é muito diferente da radiografia convencional. O armazenamento de imagens de diagnóstico em suportes magnéticos ou ópticos levanta uma série de novas questões que devem ser consideradas. O tamanho do ficheiro das radiografias digitais dentárias varia consideravelmente, desde aproximadamente 200 kb para imagens intra-orais até 6 MB para imagens extra-orais. O armazenamento e a recuperação destas imagens num consultório dentário de dimensão média não é uma questão trivial. Felizmente, o desenvolvimento de novos suportes de armazenamento e a diminuição contínua do preço de uma unidade de armazenamento atenuaram o problema da capacidade na radiografia dentária. As capacidades dos discos rígidos dos computadores modernos já excedem as necessidades de armazenamento da maioria dos consultórios dentários.

A simplicidade com que as imagens digitais podem ser modificadas através do processamento de imagens representa um risco potencial no que respeita à garantia da integridade das informações de diagnóstico. Uma vez num formato digital, os dados críticos da imagem podem ser apagados ou modificados. É importante que o software impeça o utilizador de apagar ou modificar permanentemente os dados da imagem original, de forma intencional ou não. Nem todos os programas de software oferecem essa proteção. À medida que a utilização da imagiologia digital em medicina dentária continua a expandir-se, torna-se urgente a implementação de normas para a preservação dos dados da imagem original. É também imperativo que as imagens e outras informações importantes relacionadas com os doentes sejam regularmente armazenadas em suportes externos secundários. A utilização de computadores para armazenar informações críticas dos doentes obriga à conceção e utilização de um protocolo de cópia de segurança. Os suportes de cópia de segurança adequados para o armazenamento externo de radiografias digitais incluem discos rígidos externos, cassetes digitais, CDs e DVDs. Todas estas tecnologias são de baixo custo e têm demonstrado uma fiabilidade razoável.

COMPRESSÃO DE IMAGEM

O objetivo da compressão de imagens é reduzir o tamanho dos ficheiros de imagens digitais para arquivo ou transmissão. Em particular, o armazenamento de imagens orais adicionais numa clínica movimentada pode constituir um desafio à capacidade de armazenamento e à velocidade de acesso às imagens. O objetivo da compressão de ficheiros é reduzir significativamente o tamanho do ficheiro, preservando a informação crítica da imagem.

Os métodos de compressão são geralmente classificados como com ou sem perdas. Os métodos sem perdas não eliminam quaisquer dados de imagem e, após a descompressão, é reproduzida uma cópia exacta da imagem. A maioria das técnicas de compressão tira partido das redundâncias na imagem, que podem ser expressas em termos mais simples. A taxa de compressão máxima para a compressão sem perdas é normalmente inferior a 3:1. Os métodos de compressão com perdas atingem níveis de compressão mais elevados, eliminando os dados da imagem. A evidência empírica sugere que isto não afecta necessariamente a qualidade de diagnóstico de uma imagem. Foi demonstrado que taxas de compressão de 12:1 e 14:1 não têm efeito apreciável no diagnóstico de cáries. Para determinar o comprimento da lima endodôntica, uma taxa de 25:1 foi diagnosticada como comprimento da lima endodôntica; uma taxa de 25:1 foi diagnosticada como equivalente à imagem não comprimida. Uma taxa de compressão de 28:1 foi aceitável para a avaliação subjectiva da qualidade da imagem e deteção de lesões artificiais em radiografias panorâmicas. A versão 3.0 da norma D1COM (Digital Imaging and Communications in Medicine) adoptou o JPEG (Joint Photographic Experts group) como método de compressão, que fornece uma gama de níveis de compressão. Outros tipos de métodos de compressão de imagens, como a compressão wavelet, estão a ser investigados para a sua utilização na imagiologia médica. Embora a utilização de níveis baixos e médios de compressão com perdas pareça ter pouco efeito sobre o valor de diagnóstico das imagens dentárias, a aplicação da compressão com perdas deve ser utilizada com precaução nos suportes de armazenamento e a utilização generalizada de linhas de comunicação de dados de alta velocidade, a compressão com perdas das radiografias dentárias está a tornar-se rapidamente obsoleta. Ao mesmo tempo, os novos receptores de imagens digitais estão a gerar imagens com cada vez mais pixéis e mais bits por pixel, aumentando assim as necessidades de armazenamento. A compressão de imagens anula, em certa medida, os ganhos obtidos com esses detectores de topo de gama. Se precisamos ou não de detectores de alta resolução e se precisamos ou não. A compressão da imagem anula, em certa medida, as vantagens desses detectores de alta resolução. A necessidade ou não de detectores de alta resolução e a utilização ou não da compressão de imagem devem ser ditadas pelos critérios de diagnóstico. Os dados actuais sugerem que a qualidade dos detectores e a compressão moderada da imagem têm um impacto limitado nos resultados do diagnóstico.

COMPARABILIDADE DOS SISTEMAS

O desenvolvimento de sistemas de imagiologia digital para radiografia dentária tem sido largamente impulsionado pela indústria. Os fabricantes adoptaram e desenvolveram tecnologias de acordo com as suas necessidades e filosofias individuais. Como resultado, os formatos de imagem entre sistemas de diferentes fornecedores não são padronizados, e os sistemas de arquivamento, recuperação e exibição de imagens não são compatíveis, Apesar da maturidade proprietária do software de geração de imagens, não é impossível transferir imagens de um sistema de um fornecedor para outro. A maioria dos sistemas fornece ferramentas de exportação e importação de imagens utilizando uma variedade de formatos de imagem genéricos, como JPEG e TIFF (Tagged Image File Format). No entanto, o processo de transferência de imagens através do procedimento de exportação-importação é algo complicado. Requer uma série de passos e o operador tem de garantir que as imagens corretas são importadas para a pasta do doente adequada. Também não se pode presumir que a exibição e a calibração das imagens importadas e nativas serão as mesmas. Claramente, a exportação e importação não é o método de escolha quando a imagem digital vai ser usada em larga escala. Há muito que se reconhece que é necessária a adoção de uma norma para a transferência de imagens e informações associadas entre dispositivos de imagiologia digital em medicina e medicina dentária.

Um grande número de organizações profissionais contribuiu para este complexo processo de desenvolvimento, que resultou na norma atual, conhecida como norma Digital Imaging and Communications in Medicine (DICOM). Várias organizações dentárias, incluindo a American Dental Association, estão a desempenhar um papel ativo na definição de aspectos da norma relacionados com a medicina dentária. A norma DICOM não é um conjunto estático de regras que dita aos fabricantes como construir dispositivos de imagiologia. Pelo contrário, é um documento em evolução que aborda a interoperabilidade dos sistemas de informação e imagiologia médica e dentária. Os fabricantes de sistemas de imagiologia digital para radiografia dentária estão a responder ao apelo para adotar a norma DICOM. Nem todos os sistemas estão atualmente em conformidade com a norma DICOM e os que estão, não confirmam necessariamente todos os aspectos da norma. A adoção bem sucedida da imagiologia digital em medicina dentária requer a interoperabilidade de todos os dispositivos.

CONSIDERAÇÕES CLÍNICAS

Uma vez que os receptores digitais se destinam a ser reutilizáveis, devem ser manuseados com maior cuidado do que as suas contrapartes em película. De facto, em certas situações, a película pode ser intencionalmente danificada através da dobragem para acomodar a anatomia do doente. Este nunca é o caso dos receptores digitais. As placas de PSP são susceptíveis de serem dobradas e riscadas durante o manuseamento, o que induz artefactos permanentes no recetor. Estes artefactos obscurecem informações de potencial importância diagnóstica e podem exigir a eliminação do recetor e a repetição da imagiologia do doente. Devido à incapacidade de os detectores digitais serem dobrados para se adaptarem à anatomia do doente, têm de ser utilizadas novas estratégias de imagiologia para alguns doentes. Pode não ser possível capturar consistentemente a superfície distal do canino em vistas de pré-molares. Pode ser necessária uma projeção adicional para visualizar adequadamente esta superfície. Um problema potencial significativo com os sistemas PSP atuais é a incapacidade de distinguir imagens que foram expostas ao contrário. Ao contrário dos pacotes de filmes, que incorporam uma folha de chumbo com um padrão caraterístico em relevo que resulta numa imagem subexposta da anatomia com o artefacto do padrão quando exposto ao contrário, as imagens PSP sofrem pouca atenuação de raios X da base de poliéster. É demasiado fácil para os radiologistas desatentos montarem estas imagens digitais na posição contra-lateral a partir do seu lado verdadeiro. É possível imaginar a responsabilidade que poderia resultar do diagnóstico e tratamento de doenças no lado oposto ao da lesão real. O controlo de infecções é também um problema com os receptores digitais. Os receptores digitais não podem ser esterilizados por meios convencionais. Podem ser desinfectados através da aplicação de agentes suaves, como o álcool isopropílico, mas não devem ser imersos em soluções desinfectantes. A vantagem de "poder autoclavar um recetor digital, uma vez" advém do facto de o calor destruir os componentes electrónicos dos sensores CCD e CMO e distorcer a base de poliéster das placas de PSP. Outra potencial desvantagem dos sistemas PSP baseados em tambor é o tempo de ciclo de 2 a 5 minutos necessário para a digitalização das chapas. Durante este tempo, não podem ser processadas chapas adicionais. Com os scanners PSP de filme e sem tambor, há um atraso menor entre os momentos em que filmes ou chapas adicionais podem ser "alimentados" no processador. Embora cada uma das preocupações anteriores seja de potencial importância, não devemos ignorar a vantagem de eliminar o processamento químico nos sistemas digitais. O tempo necessário para monitorizar e manter adequadamente uma processadora de filmes é significativo. Com muita freqüência, não se dá a devida atenção a esse aspeto crítico da radiografia com filme. Os sistemas digitais podem não economizar o tempo ganho com a eliminação do processamento de filmes, mas eliminam a perda de qualidade de diagnóstico que ocorre quando não se gasta tempo e esforço suficientes na garantia de qualidade do processamento de filmes.

CONCLUSÃO

Do ponto de vista do diagnóstico, a maioria dos estudos sugere que o desempenho digital não é estatisticamente diferente do visionamento de filmes, e alguns profissionais podem considerar esta diferença desconcertante. Uma compreensão básica dos computadores e o domínio das competências informáticas comuns são essenciais para a visualização de imagens digitais. Para além disso, aprender as peculiaridades e os caprichos de um determinado software de aquisição e visualização levará tempo e poderá não ser intuitivo. Poderão ser necessários vários cliques do rato em vários menus para visualizar uma série de imagens de boca inteira. Este facto pode aumentar ligeiramente o tempo necessário para completar o processo de diagnóstico.

Ao selecionar um sistema de imagem, devem ser consideradas outras questões. As imagens digitais evitam os poluentes ambientais encontrados no processamento de películas, mas o que dizer do impacto ambiental associado à eliminação de equipamento eletrónico avariado ou obsoleto. O investimento financeiro inicial em hardware de imagem digital torna estes sistemas mais caros do que a película. Os fabricantes são rápidos a salientar que os custos da película ou dos sistemas digitais devem ser amortizados ao longo da vida útil do equipamento e dos consumíveis; no entanto, a esperança de vida dos sistemas digitais mais recentes é altamente especulativa. O manuseamento incorreto dos componentes do sistema digital pode reduzir catastroficamente qualquer esperança de vida projectada. Embora os pormenores da imagem no nosso cristal ainda não tenham sido resolvidos, as tendências de adoção crescente da imagiologia digital e a inovação tecnológica contínua tornam certo o futuro da imagiologia digital em medicina dentária.

REFERÊNCIAS:

1. Eisenbud L, Granin N: The role of Sialography in diagnosis and therapy of chronic obstructive sialadenitis, Oral Surg Oral Med Oral Pathol 16:1181-1199,1963.

2. Jadu FM,Yaffe MJ,Lam EW:Um estudo comparativo das doses efectivas da tomografia computorizada de feixe cónico e da radiografia simples para sialografia, Dentomaxillofacial Radiol 39:257-263,2010

3. Manashil GB: Clinical Sialography, Springerfield, 1978, Charles C Thomas

4. Kalinowaski M ,Heverhagen T,Rehberg E et al: Estudo comparativo da sialografia por RM e da sialografia por subtração digital para doenças benignas das glândulas salivares. Am J Neurioradiol 23:1485-1492

5 .Iannucci J,Jansen Howerton L : Dental radiography: principles and techniques 3rd ed, St Louis, Saunders 2006.

6 .Dubrez B,Jacot-Descombes S,Cimasoni G: Fiabilidade de um instrumento de paralelização para radiografias dentárias.

7. Weclew TV: Comparação entre a técnica do cone de extensão paralela e a técnica do ângulo bissectante.

8. Biggerstaff RH, Phillips JR: A quantitative comparision of paralleling long cone and bisection of angle pperiapical radiography, , Oral Surg Oral Med Oral Pathol 62:673-677,1976.

9. Berkovitz BKB, Holland GR, Moxham BL: oral anatomy, histology and embryology 4th ed, Mosby, London 2009.

10. Kalse MJ: An atlas of dental radiographic anatomy, 4th ed Philadelphia, Saunders, 1994.

11.Mraiwa N, Jacobs R, Van Steenberghe D ,et al : Avaliação clínica e implicações cirúrgicas dos desafios anatómicos.

12. Abreu M Jr, Tyndall DA., Ludlow JB: Deteção de cáries com imagens digitais convencionais e tomografia computorizada de abertura sintonizada utilizando monitores CRT e ecrãs de computadores portáteis, Oral Surg Oral Med Oral Pathol Oral Radiol Endod 8S(2):234-8, 1999.

13. Couture RA, Hildebolt C: Quantitative dental radiography with a new photostimulable phosphor system, Oral Surg Oral Med Oral Pathol Oral Radiol Endod 89 (4) :498-508,2000.

14. Hildebolt CF, Couture RA, Whiting BR: Radiografia dentária com fósforo fotoestimulável, Dent Clin North Am 44(2):273-97,2000.

1 5.Sanderink GC, Miles DA: Detectores intra-orais: CCD, CMOS, TFT, and other devices, Dent Clin North Am 44(2):249-55, v 2000.

16. Van der Stelt PF: Principles of digital imaging, Dent Clin North Am 44(2):237-48, v, 2000.

17. Mol A: Ferramentas de processamento de imagem para aplicações dentárias, Dent Clin North Amer 44:299-318,2000.

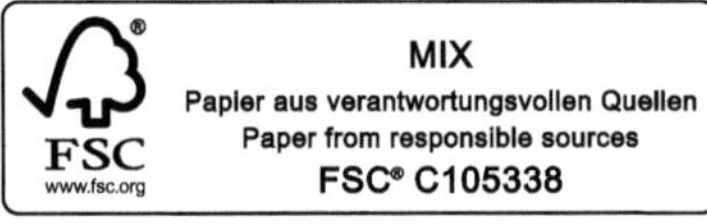

Printed by Books on Demand GmbH, Norderstedt / Germany